DE L'INFLUENCE

DE LA

CONGESTION CHRONIQUE DU FOIE

DANS LA GENÈSE DES MALADIES

PAR

LE DR POUCEL

CHIRURGIEN DES HÔPITAUX DE MARSEILLE

PARIS

ADRIEN DELAHAYE ET ÉMILE LECROSNIER, ÉDITEURS

23, Place de l'École-de-Médecine, 23

—

1884

DE L'INFLUENCE

DE LA

CONGESTION CHRONIQUE DU FOIE

DANS LA GENÈSE DES MALADIES

PAR

LE DR POUCEL

CHIRURGIEN DES HÔPITAUX DE MARSEILLE

MARSEILLE

TYP. ET LITH. BARLATIER-FEISSAT PÈRE ET FILS

Rue Venture, 19

—

1883

INTRODUCTION

Il semble qu'aucune science n'ait voulu être plus
fidèle que la médecine à l'interdiction de la recherche
des causes formulée par l'école positiviste.

La plus grande complexité du problème à résoudre
est bien pour quelque chose dans cette tendance ;
mais c'est surtout la juste défiance qu'ont inspirée
des synthèses trop hâtives qui a fait le succès de
cette école qui systématise l'analyse.

Par cet excès contraire, on crée un péril scientifique non moins grand peut-être que celui qu'on
évite. Armé du microscope, en effet, le savant constate, constate, constate, et sa découverte demeure
dans la stérilité de son isolement ! Mais c'est là le
moindre inconvénient de cette méthode qui voudrait
circonscrire l'esprit humain dans des constatations
indéfinies. Le reproche le plus fondé, à nos yeux, est
de conduire fatalement à un double écueil : une omission et une erreur.

L'erreur est de prendre des effets, des résultats
pour des causes, à force de particulariser et de localiser la maladie dans l'organe qui souffre, au point
que l'anémie, la dyspepsie, la flatulence, la constipation, l'emphysème, l'urticaire, la gravelle, etc...,

tous les effets, en un mot, tous les symptômes, toutes les expressions bruyantes que l'on voit, que l'on touche, que l'on circonscrit, sont pris pour des maladies, tandis que le trouble trophique qui les produit est trop souvent ignoré parce qu'il tombe moins sous le champ du microscope.

L'omission est de ne pas voir l'*unité* dominant la *complexité* organique.

La loi de la vie étant ainsi méconnue, on s'attache à faire de l'être vivant un cas particulier de la physico-chimie. Aussi, rien de plus *banal* (qu'on nous passe cette expression) que le chapitre de l'*Étiologie* en médecine : l'âge, le sexe, le froid, la chaleur, l'alcool, etc., etc. Voilà les causes des maladies ! ! Le froid produit la fluxion de poitrine, la chaleur donne la diarrhée, l'humidité procure les douleurs, etc., etc., et tout cela brusquement, comme se ferait une combinaison chimique. — Or, sur mille individus soumis à ces mêmes influences, un seul contracte la maladie ! Ce sont donc là des causes au moins étranges, puisqu'elles n'agissent que par exception.

Nous sommes trop convaincu que la vie traduit son activité non pas par une *action* mais par une *réaction* pour nier que les sources de la maladie soient dans des influences extérieures à l'individu ; mais nous interprétons autrement leur mode d'action.

Dans notre pensée, ces causes agissent d'ordinaire avec une extrême lenteur et produisent, sans bruit et sans secousse, l'altération du plasma, d'où procèdent les éléments figurés de l'organisme ; et c'est, à notre avis, dans la cellule hépatique, au moment où la chimie biologique commence, au moment où la matière brute et organique devient matière vivante, en constituant le plasma spécial à chaque individu, que le groupement moléculaire exige le plus de conditions, ainsi que l'ont prouvé les travaux de synthèse organique de Berthelot, et c'est à ce moment, par conséquent, que les causes de dérangement seront aussi les plus nombreuses.

Le plasma, une fois altéré, la chimie pathologique commence et constitue les prédispositions morbides.

La maladie alors éclatera avec ou sans le concours des causes extérieures qu'on lui attribue d'ordinaire.

Comment se produisent ces altérations du plasma ? C'est là une question importante à laquelle nous essayons de répondre dans ce court travail.

Pour baser notre démonstration, nous avons donné un certain nombre d'observations dans lesquelles nous demandons que l'on veuille bien voir *uniquement* la pensée et le désir d'exposer des faits qui nous ont paru utiles pour éclairer l'expérience et, s'il y a lieu, rectifier les méthodes.

DE L'INFLUENCE

DE LA

CONGESTION CHRONIQUE DU FOIE

DANS LA GENÈSE DES MALADIES

Lorsqu'Hippocrate s'attacha à faire sortir la médecine de l'ornière de l'empirisme en jetant les bases d'une science médicale positive, il attribua au foie et aux dépendances du système Porte abdominal une grande place dans la physiologie et la pathologie.

« Ceux qui ont des hémorrhoïdes, dit-il dans son livre des humeurs, ne sont pris ni de pleurésie, ni d'ulcères phagédénique, ni de boutons, ni d'ecthyma, ni, peut-être, de lèpre, ni, peut-être, d'alphos. Le fait est que, guéris intempestivement, beaucoup n'ont pas tardé à être pris de ces affections et d'une manière funeste. »

Plus loin : « Chez les mélancoliques et dans les maladies de reins c'est bon signe quand viennent les hémorrhoïdes. »

Dans son traité de l'air, de l'eau, des lieux, il dit encore : « C'est dans la rate que les chairs se consument » parole qui suppose le génie, vu le temps où elle a été dite.

Pline en fait le siége du rire, et on retrouve en France, dans les locutions populaires, l'expression de cette opinion.

En Angleterre le mot *spleen* (rate) explique encore la corrélation que nos voisins d'outre-Manche établissent entre cet organe et le moral.

Galien, dont les connaissances en anatomie et en physiologie étaient très-remarquables, voit la veine porte déverser dans le foie les produits de l'absorption intestinale où ils subissent la transformation en liquide nourricier, et pressent ainsi les actes les plus intimes et les plus importants de la glande hépatique.

L'opinion de Galien fut acceptée pendant seize cents ans. La découverte des vaisseaux lactés, par Spalanzani et Azilli, ne lui portèrent aucune atteinte, car ces anatomistes pensaient que les chylifères se rendaient directement au foie.

Mais lorsque Pecquet eut découvert le canal thoracique, lorsque, surtout, Bartholin eut démontré, par des travaux absolument concluants, l'existence des lymphatiques généraux et que ceux de la région sous-diaphragmatique, les chylifères compris, se rendaient au canal thoracique, et nullement au foie, tandis que les lymphatiques sus-diaphragmatiques, réunis en un seul tronc, s'ouvraient dans la sous-clavière droite ces conduits devinrent, à ses yeux, la seule voie d'absorption générale et la seule voie d'entrée dans le torrent circulatoire des matériaux de la digestion.

Le foie se vit, dès lors, promptement dépossédé de toute influence sur la nutrition et réduit au rôle infime de sécréteur de la bile.

Bartholin, le propagateur passionné de l'idée nouvelle, se flatte même, pour me servir de son expression, *d'enterrer* le foie et met sur sa tombe une épitaphe restée trop longtemps célébre.

Tandis que le foie perdait ainsi de son importance physiologique, la rate, à plus forte raison, était mise au rang des organes *inutiles* et, pendant près de deux siècles, les savants, ou prétendus tels, se succédèrent, aimant mieux incriminer la Nature que l'insuffisance de leurs connaissances.

Avec le dix-huitième siècle commença en Allemagne une réaction violente contre les opinions de Bartholin, contre l'iatro-chimie représentée par Deleboe et Vieussens , contre l'iatro-physique de Boërhave.

Stahl et son école ramenèrent aux troubles de la circulation Porte la diversité des causes ou influences morbides et résumèrent leur doctrine dans cette formule bien connne : « *Vena Porta, porta malorum* » « Cette conception, dit Lasègue, montre combien se rapprochent des maladies éloignées en apparence, si, au lieu de prendre les lésions comme autant de caractères distinctifs, on se préoccupe des symptômes. » « La veine Porte, dit-il encore, est la partie par laquelle entrent les cardialgies, les affections spléniques, l'hypochondrie, la colique, l'hystérie et les hémorrhoïdes. »

C'est cette opinion de Stahl que nous voulons nous efforcer de soutenir contre la médecine mécanique et anatomo-pathologique.

Nous ne nous dissimulons ni les difficultés d'une telle entreprise, ni notre insuffisance personnelle, et, si l'on a reproché aux travaux de Stahl de manquer de connaissances anatomiques et de détails pathologiques, nous sentons bien tout ce qui va manquer à ce court exposé ; et, à ce point de vue, nous nous inclinons et nous acceptons d'avance toute critique quelque sévère qu'elle puisse être.

Les découvertes physiologiques du dix-neuvième siècle sur le rôle du foie ont apporté à la doctrine stahlienne un appui aussi considérable qu'inespéré. Ce sont ces découvertes qui vont servir de base à la théorie que nous nous proposons de développer.

En 1820, Tiedmann et Magendie montrèrent l'importance de l'absorption veineuse dans l'intestin et restituèrent ainsi au foie la plus importante de ses fonctions.

Plus tard, les travaux de notre illustre physiologiste montrèrent que le foie produit et tient en réserve du glycogène ; que cette substance y atteint son maximum 4 ou 5 heures après le repas ; qu'elle est plus abondante après une alimentation mixte ; mais qu'il s'en produit également et seulement en un peu moins grande quantité après une alimentation exclusivement albuminoïde.

Ces grandes et importantes découvertes de Claude Bernard ont été combattues en 1859 par Rouget, qui s'attache à démontrer : 1° que les matières amyloïdes entrent dans la composition des tissus au même titre que les matières grasses et les matières albuminoïdes et qui vit dans le sucre un produit de désassimilation qui est aux substances amyloïdes ce que l'urée, la créatine, la créatinine sont aux produits azotés. 2° Il soutenait de plus, et avec raison, que, pour déterminer une fonction spéciale, il faut un tissu propre et un rôle spécial de ce tissu dans un des grands actes, soit de la vie organique, soit de la vie de relation. Or, la cellule hépatique étant cellule glycogène, il était difficile, disons même impossible, d'admettre qu'elle fût en même temps cellule cholégénique.

Les travaux de Valentin et de Schmidt ont amoindri la portée de la première objection de Rouget en démontrant que la matière amyloïde ou zoamyline est bien réellement azotée. De plus, il est bien certain que la cellule hépatique opère également et *simultanément* sur les matières azotées et hydrocarbonées qui lui arrivent intimement unies par la veine porte, et que ce n'est guère que par une conception de l'esprit qu'on peut les dédoubler en vue du rôle ultérieur qu'elles doivent jouer dans l'organisme.

Claude Bernard démontra, en outre, que la fonction glycogénique du foie continue chez les animaux soumis à la diète azotée et què, dans ce cas, le glycose provient du dédoublement d'un produit azoté, en azote libre et en inosite qui ne diffère du glycose que par quatre équivalents d'eau.

Pour répondre à la seconde objection de Rouget, Claude Bernard se posa la question de savoir s'il n'y aurait pas dans le foie deux éléments sécréteurs différents, l'un pour le sucre, l'autre pour la bile. C'est Robin qui eut l'honneur de résoudre ce point important et de montrer que les glandes des conduits hépatiques sont bien réellement des glandes biliaires : 1° parce que les cellules pavimenteuses des acini sont seules teintées par la bile, tandis que les cellules hépatiques ne le sont que dans les cas pathologiques.

2° Parce que ces acini sont séparés par la capsule de Glisson des lobules hépatiques dont ils occupent les intervalles.

3° Parce que dans le foie gras la sécrétion biliaire

continue et ne contient pas plus de graisse qu'à l'état normal.

D'autre part, Claude Bernard démontrait que la sécrétion biliaire a son maximum d'intensité 6 ou 7 heures après le repas, tandis que l'activité glycogénique atteint son plus haut degré 3 ou 4 heures après.

Ce n'est donc pas pendant la digestion que se fait le travail biliaire, mais seulement après, lorsque la tension sanguine générale a été augmentée.

Ces deux fonctions sont même si distinctes que, pour assurer leur indépendance, les acini reçoivent le sang de l'artère hépatique, tandis que les cellules glycogènes, ou, pour mieux dire, hépathiques, reçoivent le sang de la veine Porte.

L'anatomie comparée, d'ailleurs, nous montre les insectes pourvus, pour ces deux fonctions, de deux appareils indépendants.

Pour montrer le rôle du foie sur les matériaux absorbés par les veines intestinales, Claude Bernard a institué deux séries d'expériences concluantes qu'il nous a été facile de reproduire.

Une injection de peptone ou de sucre faite dans une veine de la grande circulation reparaît dans les urines ; la même injection pratiquée dans une veine mésaraïque ne reparaît pas dans les urines, si l'on ne dépasse pas, bien entendu, certaines limites. C'est donc bien le foie qui a élaboré ces substances et les a rendues assimilables.

Un point de la physiologie du foie qui n'est pas encore élucidé est celui de son influence sur l'assimilation des matières minérales. D'après l'inspection de près de 2000 analyses d'urine que notre confrère le docteur Jacquème a bien voulu nous communiquer, et parmi lesquelles nous en trouvons de très-démonstratives, à ce point de vue, parce qu'elles portent sur les urines d'un même sujet, à diverses époques, nous avons pu nous convaincre que la dénutrition minérale coïncide souvent et suit toujours la dénutrition protéïque. Ce résultat était d'ailleurs facile à prévoir à cause du rôle que les matières minérales jouent dans l'organisme. Le foie exercerait donc sur ces dernières seulement une action secondaire et médiate, mais bien réelle.

C'est encore le foie qui opère principalement sur la plasmine du sang. Claude Bernard et Schiff ont, en effet, démontré que la fibrine et la matière fibrinogène ou plasmine, qui sont au maximum dans la veine Porte, sont au minimum dans les veines sus-hépatiques.

C'est encore le foie qui opère sur les déchets organiques, et il suffit, pour le prouver, de rappeler les résultats des expériences de Schiff et de Cyon, d'après lesquelles le sang de la veine Porte ne contient que 8 grammes d'urée, tandis que celui des sus-hépatiques en contient 14 grammes.

Son action sur les éléments figurés du sang est connue de tout le monde et, d'après Boussingault et Pavy, c'est lui encore qui transforme les féculents en graisse.

Ces faits reconnus constants par tous les physiologistes nous renseignent, en partie, du moins, sur le double rôle que le foie exerce, d'une part, sur les ingesta que les veines lui apportent, de l'autre, sur les déchets encore incomplètement solubles et oxydés.

Et, comme pour témoigner de ce prodigieux travail organique, nous voyons la température osciller, dans cet organe, entre 40 et 41 degrés.

En résumé, par ses cellules hépatiques, le foie produit :

1° La transformation des produits hydrocarbonés en graisse ;

2° La transformation en glycogène de produits hydrocarbonés et de substances protéiques en voie de désassimilation ;

3° La transformation de l'albuminose puisée dans l'intestin en albumine soluble ;

4° L'assimilation des matières minérales proportionnée à l'assimilation des matières albuminoïdes ;

5° L'élaboration ultime et la solubilité des déchets organiques ;

6° Une influence hémopoïétique dont les résultats les plus apparents sont l'augmentation des globules et la diminution de la plasmine.

Par son appareil biliaire, le foie épure le sang en le débarrassant d'un grand nombre de substances et, en particulier, de la cholestérine, en même temps qu'il seconde les sucs gastrique et pancréatique dans la digestion gastro-intestinale et qu'il favorise l'émulsion et l'absorption des graisses.

Jules Simon a pu donc dire, avec toute raison : « De nos jours, la physiologie du foie s'est enrichie de conquêtes précieuses. Cet organe secrète la bile, participe à la genèse du sang, à la transformation des produits de la digestion, véritables opérations atomiques et rétrogrades qui forment, à l'état physiologique, du sucre, de l'inosite, de l'hypoxanthine, de l'urée. »

Ainsi se trouvent confirmées et assises sur les solides bases de la science expérimentale les assertions
de Galien, qui faisait du foie l'organe central de la
vie. Cette conception large nous paraît si vraie
de tous points que, d'après nous, *le foie est à la vie
végétative ce que le cerveau est à la vie de relation*, et qu'il nous paraît aussi impossible de concevoir la médecine si l'on ne tient le plus grand compte,
à chaque pas, de l'intervention prépondérante de cet
organe que de faire de la psychologie sans physiologie.

Aussi, n'est-ce point sans étonnement que nous
voyons la place infime accordée, même de nos jours,
à l'influence hépatique dans la genèse des maladies :
ce qui prouve bien à quel point la médecine a encore
peu profité de la physiologie !

C'est celle-ci, cependant, qui peut, seule, avec la
clinique, la conduire, éclairer sa route et lui donner
une doctrine. Car la maladie n'éclate, j'oserai dire,
peut-être jamais brusquement ; elle a un très-long
prélude qui consiste élémentairement dans une déviation de l'acte nutritif. La moindre perturbation de
cet acte fondamental produit des troubles dynamiques corrélatifs et adéquats dans tous les tissus, dans
tous les organes et livre ainsi aux processus morbides et aux invasions microbiques l'organisme dont
la vitalité est altérée ou amoindrie.

Lorsque ce trouble trophique commence, lorsque,
à un moment donné, les transmutations moléculaires
s'altèrent dans les éléments cellulaires, ce n'est assurément ni l'oxigène, ni l'hydrogène, ni l'azote, ni
les autres corps simples, leurs composants, qu'il faut
incriminer, mais bien plutôt la qualité ou la quantité

des matériaux que le foie élabore soit pour l'entrée, soit pour la sortie de l'organisme.

La lésion initiale de ce trouble trophique n'est pas davantage *dans la cellule*, car la cellule vivante opère fatalement d'après sa structure et sa composition chimique.

Il se passe là un phénomène analogue à celui que nous constatons tous les jours dans notre développement physique où ce ne sont point des accidents extérieurs qui règlent la forme de notre corps. C'est la poussée du dedans qui nous donne un thorax, des mains, un visage scrofuleux, un thorax, des mains, un visage arthritiques, etc., et ce n'est qu'en changeant cet état intérieur que les influences de milieu parviennent à modifier les formes organiques.

Or, la structure et la composition chimique de la cellule sont subordonnées à la constitution de leur milieu, c'est-à-dire du plasma sanguin d'où procède le protoplasma cellulaire. Cette cellule, à cause de son individualité, à cause de sa vie propre, peut résister plus ou moins longtemps à l'influence nocive d'un milieu interne altéré, de même que nous luttons contre les causes extérieures de destruction ; mais l'influence se prolongeant ou devenant trop intense, l'autonomie de la cellule est entamée, sa composition chimique s'altère, et, avec elle, sa structure et ses propriétés. La lésion cellulaire n'est donc qu'une lésion *secondaire*, une lésion *tardive*. Cette considération nous fait préférer une doctrine médicale qui prend la physiologie pour base à celle qui prend l'anatomie pathologique, et elle est notre principal argument contre la *théorie cellulaire*, que nous regardons cependant comme vraie de tous points, à la condition de la subordonner à la théorie physiologique qui indique le *pourquoi* des phénomènes pathologiques, tandis que la théorie cellulaire n'en indique que le *comment*.

En voici la preuve : « Il en est des tumeurs et des dégénérescences observées chez l'homme, dit Virchow, comme des formations végétales : les nerfs et les vaisseaux n'ont pas sur elles une action immédiate et n'ont d'importance que parce qu'ils déterminent un apport nutritif plus ou moins considérable. Ils sont hors d'état de déterminer le développement de la tumeur, de le provoquer, ou de le modifier directement. Une tumeur pathologique de l'homme se forme de la même manière qu'une tumeur se produit sur l'écorce, sur le tronc, ou sur la feuille d'un arbre, dans le point qui a subi une *irritation*. La noix de galle qui se produit à la suite de la piqûre d'un insecte, les tuméfactions noueuses qui indiquent le point où un rameau a été coupé, la circumvallation qui se forme dans le point où un arbre a subi un traumatisme, toutes ces lésions sont les suites d'une prolifération cellulaire aussi abondante et aussi rapide que celle d'une tumeur développée sur une partie du corps humain qui se trouve dans le même cas.

L'irritation pathologique agit de même dans les deux cas. Les phénomènes de végétation suivent le même type général dans les plantes et dans les animaux.

Un arbre ne produit pas dans ses feuilles ou son écorce des cellules qu'il ne saurait produire autre part ; il en est de même du corps d'un animal. Si vous étudiez l'histoire d'une tumeur végétale, vous verrez que les points malades sont très-riches en matériaux spécifiques ; vous verrez les substances particulières produites par l'arbre se produire beaucoup plus largement dans la tumeur et se déposer dans son intérieur. Ainsi les cellules végétales qui se forment autour de la piqûre faite par un insecte à la feuille de chêne, contiennent plus d'acide tannique que toute autre partie de l'arbre. Les cellules qui prolifèrent dans un point où un insecte s'enterre dans le jeune tronc du pin sont pleines de résine. L'énergie spéciale formative développée dans ces points provoque une accumulation de sucs. On n'a besoin ni des nerf ni des vaisseaux pour provoquer les cellules à une absorption plus considérable de matériaux nutritifs ; leur propre action, l'attraction, agit sur les liquides environnants, leur arrache les substances les plus utiles aux cellules. Ceci vous démontre combien le pathologiste peut s'instruire en étudiant les phénomènes de la vie végétale ; il trouvera une remarquable concordance dans toute cette série de phénomène biologiques. Les formations les plus inférieures lui feront comprendre les formations les plus complètes et les plus composées. »

Cette belle citation établit deux choses : 1° que c'est l'irritation cellulaire qui provoque la prolifération ;

2° Que c'est la piqûre d'un insecte, un traumatisme, etc., qui provoque cette irritation.

Nous admettons, sans conteste, la première conclusion, mais nous admettons aussi que la cellule opère uniquement par *réflectivité*, et qu'il lui faut, par conséquent, un excitant qui mette en jeu son activité *statique*. Or, lorsque la piqûre et le traumatisme

font défaut, c'est dans le plasma sanguin et le protoplasma cellulaire que l'on trouvera à la fois l'excitant
pathologique et les matériaux nécessaire à une production anormale.

Toutefois, comme on ne peut, aujourd'hui du moins,
admettre de manifestation vitale en dehors des éléments cellulaires, nous reconnaissons que les troubles
trophiques ne s'accuseront par des *symptômes* que
quand l'élément *figuré* du sang ou des tissus sera
lui-même atteint, car il est l'élément *essentiellement
actif de l'organisme*. Mais avant l'altération de cet
élément figuré, on est bien forcé d'admettre un trouble de composition du protoplasma cellulaire et du
plasma sanguin, qui est le milieu où les éléments
figurés puisent les matériaux de leur réparation et
déversent leurs déchets. C'est donc là que la chimie,
ou plutôt l'analyse spectrale démontreront des altérations antérieures aux lésions cellulaires. Cette considération rend bien compte, à notre avis, de la
stérilité, reconnue dans la plupart des cas, de la
médecine des symptômes.

Mais le plasma, lui-même, est un résultat; il est
subordonné immédiatement à la fonction hépatique
spécialement chargée de sa rénovation et de son épu-
ration.

Cette manière d'envisager la pathologie dit assez
que si nous respectons et louons les travaux de Cho-
mel, les patientes et laborieuses études de Picot et de
bien d'autres infatigables travailleurs, leur conviction
n'a pas entraîné la nôtre. Nous ne concevons pas, en
effet, une médecine qui attend les lésions, le plus souvent incurables, qui attend l'amphithéâtre pour faire
sur les organe de savantes *leçons d'anatomie pa-*

thologique sur une maladie localisée et qui offre ce
lamentable spectacle où l'étude de chaque maladie
semble être une méditation scientifique sur la mort !
Nous voulons, au contraire, nous appelons de tous
nos vœux une médecine clairvoyante, qui fouille
dans la *vie* du sujet pour y découvrir le dossier étiologique complet de ses prédispositions morbides, et
qui s'oppose au principe du mal.

En d'autres termes, si nous sommes absolument
impuissants en présence d'une apoplexie, d'un ané-
vrysme qui se rompt, par exemple, si nous ne pouvons rien contre l'*athérome* qui est leur cause immédiate, nous pouvons un peu contre l'arthritis qui est
cause de l'athérôme et nous pouvons beaucoup contre
la lésion hépatique qui, d'après nous, est cause de
l'arthritis. C'est cette cause qu'il faut donc attaquer.

Et ainsi de toute la médecine peut-être ! si nous ne
pouvons rien, par exemple, contre les lésions rénales
qui caractérisent la maladie de Brigth, nous pouvons
beaucoup contre l'uricémie et les troubles complexes
d'oxydation azotée qui les précèdent longtemps et qui
les préparent toujours ; si nous ne pouvons rien, ou à
peu près, contre le tubercule viscéral, nous pouvons
tout, ou à peu près, pour empêcher son développement ; si nous sommes vaincus ou désarmés devant le
cancer, nous pouvons lui arracher ou tout au moins
lui disputer ceux que des influences héréditaires lui
désignent comme des victimes.

La lésion hépatique qui, à notre avis, prépare lentement et sans secousse l'altération du plasma sanguin en fournissant une bile anormale, en élaborant
imparfaitement les matériaux absorbés, en épurant

insuffisamment le sang des déchets organiques, c'est *la congestion chronique*. Cette affection est si commune, si universellement répandue, que personne, peut-être, ne peut se flatter d'en être exempt. Elle résulte, elle-même, de causes diverses qui, malgré leur complexité, peuvent être ramenées à trois principales : les influences *héréditaires*, les influences *morales*, les influences de *milieu*.

1º C'est dans l'hérédité que nous trouvons les causes les plus communes et les plus rebelles de trouble fonctionnel du foie, et il serait facile de citer de très-nombreux exemples de familles entières où les enfants ont pris, soit du père, soit de la mère, cette disposition organique vicieuse. C'est ainsi que l'on naît avec une tendance à une certaine forme de nutrition anormale, et, comme le foie est le plus important, à beaucoup près, des organes de la nutrition, il est naturel que ce soit en lui que se manifestent les influences héréditaires de cet ordre.

2º Les influences morales dépressives produisent les mêmes troubles de nutrition par action vaso-dilatrice sur tous les organes innervés par le plexus solaire. C'est probablement par les pneumogastriques que s'opère cette transmission. Vulpian a, en effet, démontré expérimentalement que toute excitation portée sur ce nerf produit la congestion des reins. C'est un phénomène analogue qui, dans les longues douleurs, produit l'angoisse et la barre épigastrique par congestion du foie et de la rate.

Cette congestion peut aller assez loin pour produire un trouble vaso-moteur cardiopéricardique capable de déterminer, dans les cas extrêmes, un épanchement séreux dans le péricarde.

3º Le troisième groupe d'influences causales comprend les températures exessives , et surtout les
températures trop hautes qui provoquent, non-seulement les congestions viscérales, ce que les Allemands
appellent la *vénosité*, mais encore parce qu'elles favo-
risent singulièrement l'infiltration granuleuse des
cellules hépatiques.

Les ingesta, lorsqu'ils ne répondent pas aux
besoins de l'organisme, l'encombrent de matériaux
non-utilisés qui entravent la nutrition.

Si complexe, en effet, que cet acte paraisse, il est,
avant tout, un phénomène cellulaire ; les travaux de
Virchow et de Recklinghausen, pour ne citer que les
principaux, ne laissent pas de doute à cet égard et
démontrent bien que le système nerveux et la circulation n'interviennent que secondairement ; le premier agissant uniquement par réflectivité, c'est-à-dire
répondant à un état organique qu'il n'a pas créé ; la
seconde, beaucoup plus importante, on le conçoit,
agissant par l'apport des matériaux et le transport
des déchets. La compensation de ces deux courants
est nécessaire à la continuité du phénomène. Si l'un
l'emporte sur l'autre, la voie est ouverte aux dégénérescences granulo-protéïque ou granulo-graisseuse.
Dans tous les cas, c'est encore le foie qui ressentira
et traduira le premier le trouble trophique. Ainsi,
par exemple, dans le groupe des cirrhoses veineuses,
Hanot dit avec raison : « l'évolution est toujours la
même : un sang altéré par l'alcool, le plomb, le pig-
ment, une stase sanguine prolongée, irritent les
parois veineuses, y allument un processus inflammatoire qui finit par se propager au tissu conjonctif
circonvoisin. Toutes ces cirrhoses paraissent obéir à

cette loi d'évolution centrifuge qui inféode l'hyper-
plasie conjonctive à une lésion vasculaire, souvent
consécutive elle-même à une altération de liquide. »
De même encore, lorsque du pus formé dans le mé-
sentère, l'intestin, la rate, pénètre dans les origines
de la veine Porte, il provoque une pyléphlébite sup-
purative ou un abcès du foie. Faisons entrer dans le
système Porte une matière moins nocive que l'alcool,
le plomb ou le pus, faisons entrer seulement les produits altérés d'une digestion défectueuse ; ces produits, devenus matière proto-plasmique des cellules
hépatiques, altéreront la composition chimique, la
structure et la fonction de ces éléments cellulaires
longtemps avant de porter un trouble dans la nutrition générale.

Le défaut d'exercice produit des troubles de nutrition que j'appellerai *centraux* et des troubles
périphériques.

Les premiers résultent de la congestion passive
du système Porte, congestion qui s'explique, d'un
côté par sa capillarisation dans le foie, et l'absence de
valvules, de l'autre, par l'amoindrissement des trois
agents principaux d'impulsion de ce système.
Ces trois agents sont ; l'aspiration thoracique, la
pression abdominale, l'excitation du plexus solaire.

Claude Bernard a, en effet, démontré expérimentalement que les inspirations abaissent notablement
la tension dans le système Porte, et ses expériences
reprises par Paul Bert et Rosapilly ont montré que,
sous l'influence seule des mouvements respiratoires,
la tension pouvait varier de $+ 4$ à $- 8$ millimètres,
et que cette influence se faisait sentir jusque dans la
veine Porte à cause de la béance constante des veines
sus-hépatiques.

Ajoutons à l'action aspiratrice de la cage thoracique la compression que les parois abdominales peuvent, par leur contraction, exercer sur les organes qu'elles renferment et l'on comprendra l'importance de ces deux facteurs sur la circulation intra-abdominale.

Cette circulation est, de plus, réglée par un centre puissant d'innervation, le plexus solaire, qui, d'après les recherches de Ludwig et Thiry, et, plus tard, de Luwig et Cyon, établit un rapport constant et inverse entre la tension du sang dans l'abdomen, d'une part, sa tension dans la circulation générale, et la force et le nombre des battements du cœur, de l'autre. De telle sorte que toute action vaso–dilatatrice exercée par le plexus solaire serait suivie d'anémie générale, tandis que son action vaso–constrictive chasse le sang de l'abdomen vers les autres organes. Or, il est bien prouvé que l'exercice est le plus sûr moyen de produire des effets constrictifs dans toutes les dépendances vasculaires du plexus solaire, et, par suite, dans le système Porte.

Le défaut d'exercice produit aussi des troubles de nutrition *périphériques* parce qu'il laisse, pour ainsi dire, à l'état statique les forces organiques ; il empêche la transformation de ces forces, et fait naître ainsi une chimie pathologique par ralentissement des échanges moléculaires.

Quiconque, au contraire, souffre d'une congestion chronique du foie comprend combien une journée d'exercice en plein air éclaircit le teint et soulage le cerveau.

Pour résumer les troubles nutritifs que peut produire l'association de ces causes diverses, prenons pour exemple deux groupes humains opposés : les viveurs et les moines.

1° Tous deux péchent par défaut d'exercice en plein air.

2° Tous deux sont soumis à des influences nerveuses dépressives, Pour les premiers, cette influence consiste dans l'ébranlement trop souvent répété du myélencéphale d'où résulte un alanguissement de toutes les fonctions.

Cet alanguissement acquiert son plus haut degré d'intensité lorsque survient l'état parétique, par épuisement, du plexus solaire, car c'est alors qu'apparaissent les phénomènes dyspeptiques et les troubles nutritifs qui conduisent aux lésions consomptives et tabétiques.

L'enchaînement de ces altérations organiques est si constant que le poète latin a pu dire avec raison :

Nonnulla magis vires industria servat
Quam venerem et cœci stimulos avertere amoris.

Mais Virgile ne se doutait pas que l'on inventerait dans les ordres religieux des règles disciplinaires dont l'effet est peut-être plus dépressif encore.

La vie, en effet, suppose, pour son plein épanouissement, un échange d'actions extérieures et de réactions internes, Si l'on supprime donc cette cause extérieure qui excite, en même temps qu'elle donne de la mesure et de la rectitude à l'action interne, si l'on ouvre la porte seulement à des visées mystiques qui, chez un trop grand nombre, par le fait d'un affinement maladif du système nerveux, se meuvent de plus en plus dans des sphères toutes de mélancolie et d'épouvante, on crée un état psychique pathologique, par excès de concentration, qui entraîne à très-courte échéance, des phénomènes congestifs du système Porte, manifestement accusés par une augmentation du volume du foie.

3° Les viveurs et les moines ont un régime alimentaire défectueux.

Les premiers recherchent trop, dans un excès de viande, de vin, de café, ce qui peut accroître leur *sensitivité*.

Les moines, par l'alimentation maigre, consomment trop, beaucoup trop de carbone et proportionnellement pas assez d'azote, d'où résulte une réparation insuffisante des éléments cellulaires essentiels à la vie de relation qui tous réclament de l'azote pour leur composition et leur fonctionnement.

Or, les substances azotées assimilables contenues dans les végétaux y sont sous une forme trop éloignée de celle qu'elles doivent prendre dans nos tissus pour que leur assimilation puisse être complète malgré un travail digestif plus long et plus pénible. C'est ce que prouvent, jusqu'à l'évidence, les expériences de Boussingault, Dumas, Franckland.

Il serait donc d'une très-sage économie de laisser faire ce travail d'appropriation de la substance protéique des végétaux à nos tissus, par l'animal qui nous la transmettrait sous une forme plus facilement assimilable.

Mais, indépendamment de l'insuffisance d'azote, de l'excès de carbone, il y a dans le régime alimentaire des moines beaucoup trop de phosphore contenu dans les légumes secs, le poisson, le jaune d'œuf, substance qui forme la lécithine du tissu nerveux et devient, par le fonctionnement cérébral, matière glycéro-phosphorée.

Cet agent est l'excitant par excellence du système nerveux. De là vient la faiblesse irritable du religieux, parce que le régime alimentaire le soumet à une excitabilité fonctionnelle excessive sans réparation proportionnelle de ses éléments constitutifs.

Ce désaccord entre les besoins organiques et l'alimentation joint aux autres influences que nous venons de signaler fait que les moines, aussi bien que les viveurs, meurent polysarces, goutteux, diabétiques, scrofuleux ou tuberculeux.

On objectera peut-être que peu de religieux meurent tuberculeux — cela est vrai — et c'est dû à ce que le noviciat est une épreuve décisive qui écarte par la mort ou le renoncement à peu près tous ceux qui y sont prédisposés.

Entre ces deux groupes opposés se place l'humanité tout entière, qui hâte positivement sa mort en transgressant les lois de l'hygiène, et, chose digne de remarque, quel que soit le sens de cette transgression, le résultat, on pourrait dire, est toujours le même : il consiste dans l'apparition, au sein des tissus, de produits fixes ou moins solubles qui prennent la place des produits instables et solubles. C'est cette altération qui donne le signal de la déchéance vitale.

Les symptômes de la congestion chronique sont, au début, si légers, si fugitifs, si irréguliers, si peu en rapport (en apparence du moins) avec l'organe qui les produits, qu'ils échappent souvent, si l'on n'est prévenu, à une observation qui ne manquerait pas de sagacité.

La digestion languit ou se trouble quelque peu ; le sommeil est moins bon, moins réparateur ; un peu de fatigue au réveil ; parfois même on est plus fatigué le matin en se levant que le soir en se couchant. Tantôt le réveil est anxieux ou provoque même une palpitation mêlée d'une sorte d'angoisse ; puis apparaissent les cauchemars dont la fréquence et l'intensité augmentent, les inquiétudes nocturnes, parfois même une insomnie habituelle entre une heure et deux heures du matin.

Plus tard, cette sorte de joie intérieure, de bien-être et de consolation organique que donne la santé est remplacée par des tendances mélancoliques, un alanguissement de toutes les fonctions et, avec elles, une diminution notable du ressort vital. L'enfant devient paresseux, inintelligent, ennuyé ; l'adulte prend la vie en dégoût, devient hypocondriaque et misanthrope.

Les urines, très-acides, louchissent facilement après un repas copieux ou un exercice forcé ; elles subissent facilement la fermentation ammoniacale et leur surface se recouvre, quelque temps après l'émission, d'une pellicule miroïtante formée d'une trame de vibrions emprisonnant dans ses mailles des cristaux d'acide urique ou ammoniaco-magnésiens.

Les selles, ordinairement faciles, diarrhéiques, même, alternent parfois avec la constipation qui peut aussi être constante chez certains sujets.

Il y a en même temps des borborygmes et des émissions abondantes de gaz intestinaux ; le teint perd de son éclat, de sa fraîcheur ; les tempes, le pourtour de la bouche et des yeux prennent une teinte plus ou moins subictérique ; l'œil est moins pénétrant, moins ouvert, moins éclairé.

Tels sont les phénomènes de début qu'on a bien

tort d'attribuer, d'ordinaire, à une cause extérieure et accidentelle, car ce n'est point sans une raison profonde que l'on a des indigestions faciles, des cauchemars, la nuit, et des tendances mélancoliques.

Cet état se prolonge en s'aggravant lentement, pendant plusieurs années. Il rend l'organisme moins résistant aux influences extérieures soit thermiques, soit microbiques, au point que que l'on pourra être surpris de la facilité avec laquelle ces sujets auront, par exemple, une bronchite ou une fluxion de poitrine en hiver et une fièvre typhoïde en été.

La congestion chronique du foie s'accuse localement par une augmentation de volume de cet organe facilement appréciable par une percussion attentive.

Qu'il me soit permis de rappeler ici que la matité hépatique normale remonte, sur la ligne mammaire, jusqu'au cinquième espace et, comme à ce niveau elle est recouverte par quelques centimètres de poumon, on observe, sur cette ligne, deux zones de matité : l'une absolue, l'autre profonde dont il faut tenir très-grand compte, sans se laisser abuser par la sonorité superficielle. Sa hauteur est de onze centimètres ; elle est de treize au niveau de la ligne axillaire, et de dix à onze au niveau de la ligne dorsale.

Les limites inférieures: faciles à indiquer en avant et en dehors, sont masquées en arrière par le rein et le pancréas.

Une remarque importante nous paraît trouver ici sa place c'est que, dans la congestion chronique, nous n'avons trouvé cette limite inférieure que bien rarement changée, et uniquement dans les cas très-accusés; presque toujours, au contraire, c'est la ligne de matité supérieure qui est plus élevée, soit sur une des trois verticales, soit sur les trois à la fois. La forme du foie explique, à notre avis, le sens de cette hypertrophie congestive.

Lorsque depuis longtemps le foie est gros et que la nutrition générale a assez souffert, la composition de la bile s'altère profondément : ce liquide se sature de déchets organiques qui précipitent dans les conduits qu'il traverse et la lithiase biliaire est constituée. Le volume, la forme, la composition et le siége des calculs sont très-variables. On en trouve de très-petits, constitués uniquement par un cristal d'acide urique, ou une écaille blanche et rhomboïdale de cholestérine et alors leur abondance peut, parfois, être telle qu'on pourrait recueillir une cuillerée à café et même plus de poussière ou de sable hépatique dans chaque selle. Nous pourrions citer de nombreuses observations de ce genre. Ce sable fin paraît ne devoir être arrêté à aucun moment dans les voie biliaires ; mais en frottant contre les parois des conduits il détermine une douleur qui est vive surtout de deux à six heures après le repas.

Cette douleur, nous y reviendrons bientôt, offre ceci de remarquable : *c'est qu'elle se localise bien plus souvent dans l'estomac ou l'intestin que dans le foie.* Tantôt le calcul peut acquérir le volume énorme d'un gros marron d'Inde. Notre confrère, M. le docteur Van Gaver, en a présenté à la Société des Hôpitaux le plus beau spécimen que nous ayons vu.

Suivant leur siége, leur nombre et leur composition, ils sont lisses ou à facettes, irréguliers ou anguleux. Leur couleur varie aussi ; les plus constantes nous ont paru être les quatre suivantes : blanc-grisâtre, jaune-vert, jaune-rouge, brun foncé, suivant que prédomine la cholestérine, les urates, l'acide urique ou les sels biliaires.

Quant à leur siége, il est bien certain qu'ils peuvent occuper le réservoir ou un point quelconque des conduits biliaires.

Ces différences de volume, de forme ou de siége expliquent comment de grands effets peuvent être provoqués par un très-petit calcul, lorsque celui-ci est arrêté dans des conduits capillaires et que son cheminement ne peut se faire sans en érailler les parois.

Elles expliquent aussi le peu de valeur des deux signes que l'on se plait (j'allais dire que l'on s'obstine) à désigner comme pathognomoniques du calcul hépatique : l'ictère et la présence de la bile dans les urines ?

N'est-il pas bien évident, en effet, que si le calcul est gros mais anguleux il pourra provoquer les plus effroyables coliques sans interrompre, toutefois, le cours de la bile ? Nous avons fait l'autopsie d'un certain nombre de sujets qui avaient longtemps souffert de coliques hépatiques. Chez quelques-uns nous avons trouvé de un à cinq calculs dans la vésicule biliaire ; chez d'autres, il existait de très-petits calculs disséminés dans les conduits intrahépatiques, et je dois dire que peu de ces malades avaient été ictériques.

Lorsque la congestion chronique du foie a atteint certaines limites, elle nous a paru produire trois ordres d'effets constants :

1º Des troubles mécaniques :

2° Des troubles réflexes ;

3° Des troubles trophiques.

Ces troubles, s'associant dans des proportions variables, sont susceptibles de produire, dans chaque organe, les phénomènes les plus complexes.

I

TROUBLES MÉCANIQUES.

La gêne circulatoire du foie entraîne tout d'abord une stase sanguine dans le système Porte abdominal et une augmentation de pression dans ce système ; de là les hémorrhoïdes. Ces petites productions variqueuses ont eu la bonne fortune de passionner les écoles. Les anciens et les stahliens les regardaient comme des réservoirs de prévoyance créés par l'organisme pour se débarrasser, à un moment donné, du trop plein de ses vaisseaux. Gosselin, par contre, les attribue uniquement à la constipation et à l'effort mécanique de la défécation.

A la critique que fait Lannelongue de ces deux opinions extrêmes, nous ajouterons seulement : 1° qu'en dehors des causes spéciales et très-rares qui peuvent les provoquer directement, les hémorrhoïdes résultent d'une congestion chronique du foie.

2° Que si elles existent d'ordinaire avec la constipation, il n'est pourtant pas rare de les observer chez les diarrhéiques et de les voir manquer chez les constipés.

3° Que les moyens qui guérissent les hémorrhoïdes

guérissent en même temps la diarrhée ou la constipation en dégorgeant le foie, cause commune de ces
divers état morbides.

De la congestion chronique du foie dérive encore la
varicose intestinale, qui peut être assez considérable
pour produire des hémorrhagies stomacales ou intestinales parfois mortelles. Nous en avons observé huit
cas. De là encore la congestion de la rate, constante,
et, parfois, assez considérable, soit pour lui faire
produire des effets mécaniques nuisibles sur le cœur
qu'elle *déplace*, et sur le poumon gauche qu'elle
comprime, soit pour altérer ou abolir aussi bien son
rôle hémopoïétique que celui qu'elle exerce sur la
circulation Porte. En effet, l'abondance des fibres
élastiques et contractiles qui entrent dans sa structure, font regarder, à bon droit, la rate comme étant,
pour ainsi dire, le cœur, l'agent principal d'impulsion
du système Porte. Elle devient impropre à remplir ce
rôle physiologique par le fait seul de sa distension
chronique. On voit dès lors à quel point vont être
amoindris et pervertis les phénomènes d'absorption
stomacale et intestinale, les conditions normales de
l'osmose étant, pour ainsi dire, renversées par ralentissement du courant sanguin d'une part et augmentation de pression intra-veineuse de l'autre. Ce sera
là, évidemment, une des causes de l'anémie les plus
difficiles à combattre

Le foie congestionné comprime la veine cave et
peut par là influencer mécaniquement la circulation
générale. Ainsi s'expliquent les congestions utéro-
ovariennes, à peu près constantes, qui prédisposent
aux hémorrhagies, aux métrites aiguës et surtout
chroniques et à toutes leurs conséquences : ulcéra-

tions, flexions, versions et dégénérescences, hypertrophie congestive, catarrhe utérin, chute de l'épithélium cilié (qui est, à notre avis, la cause la plus commune de la stérilité).

De même que pour guérir les hémorrhoïdes, il nous a suffi bien souvent de décongestionner le foie pour guérir des métrites chroniques ; cette congestion utérine provoquera , chez les sujets disposés par leur tempérament, une exaltation morbide de l'appareil génital qui se traduira tantôt par de l'hystérie locale ou générale, tantôt par une sorte de névropathie viscérale. Les faits de ce genre surabondent. Nous n'en citerons que deux, intéressants surtout par la haute compétence des personnalités médicales qui sont intervenues :

Une demoiselle, nièce d'un professeur de la Faculté de Paris mort depuis peu de temps, passe onze ans chez son oncle où elle est traitée, par les hommes les plus distingués, pour de l'hystéricisme. Indépendamment des phénomènes névrosiques les plus variés qu'elle présentait, elle avait de fréquentes hémorrhagies intestinales qui remplaçaient parfois la menstruation, aussi la disait-on réglée par l'intestin. Aucun traitement n'ayant réussi, on la marie enfin ; mais le mal continue. Aujourd'hui que son foie est décongestionné et ne produit plus ni sable ni pierres, elle est guérie.

Le second est celui d'un Français, ingénieur des mines à Moscou. Il tombe malade, la digestion se fait mal, les selles deviennent sanguinolentes, les forces décroissent, le travail intellectuel est impossible, le sommeil est mêlé de cauchemars ; il a des frissons erratiques et prolongés, parfois des douleurs abdominales.

Les traitements les plus variés étant sans effet, on appelle en consultation le médecin de l'Empereur, de Saint-Pétersbourg, qui croit à une variété d'empoisonnement miasmatique et prescrit la quinine et le quinquina.

Deux mois après, le malade, non soulagé, se rénd à Paris où l'on diagnostique un trouble trophique par névropathie viscérale. Après de longs soins, on l'envoie passer l'hiver dans le midi. Au mois de juin 1882, son état n'avait pas changé. L'amaigrissement était extrême, les selles sanguinolentes parfois, la pléthore abdominale très accusée et les troubles cérébraux constants. C'était encore un cas de varicose intestinale dépendant d'une congestion hépatique avec lithiase biliaire dont le patient est aujourd'hui complétement guéri.

La prostate, les reins se congestionnent également, et nous ne serions pas surpris que cette congestion pût aller, dans bien des cas, jusqu'à faire passer dans les urines non-seulement de l'albumine mais encore des moules de tubuli. Ces deux éléments ont été trouvés par notre confrère le docteur Jacquème chez une de nos éclamptiques dont nous publions plus loin l'observation, et chez un hépatique venu de Batavia avec ces smptômes cardiaques et rénaux.

On observe parfois des moules de tubuli dans des urines non albumineuses, parfois encore ces moules de tubuli contiennent des globules sanguins sans qu'il y ait, même dans ce cas, de l'albumine en dissolution. Ce fait ne peut évidemment s'expliquer que par de l'œdème rénal.

Nous avons fait, aussi, à l'hôpital, l'autopsie d'un homme mort d'un abcès du lobe droit du foie qui comprimait la veine cave et chez lequel existait une double lésion rénale ou plutôt deux degrés de la même lésion : de la congestion dans le tiers supérieur et de l'infiltration graisseuse dans le reste des deux reins.

La compression de la veine cave doit aussi contribuer à augmenter les troubles cardiaques en faisant varier, assez brusquement parfois, la quantité de sang qui arrive au cœur. C'est là peut-être une des causes des palpitations, des *flutterings* du cœur, qu'éprouvent les hépatiques après le repas, surtout quand la température du milieu est élevée. C'est un trouble de même ordre qui produit la somnolence, parfois invincible dès que la digestion commence et qui ajoute aux troubles cérébraux pendant le sommeil.

En même temps que le foie congestionné entrave ainsi les circulations veineuses, il agit directement par l'augmentation de son volume, sur le poumon droit et le cœur : le premier se congestionne et le second se dérègle. Cette congestion du poumon est extrêmement commune ; elle est aussi variable en intensité qu'en étendue. Le sommet droit est son siége habituel. Il n'est pas rare cependant, de la trouver, soit au tiers moyen ou au tiers inférieur, soit dans les deux côtés et parfois même plus accusée à gauche qu'à droite, le poumon gauche pouvant être comprimé par la rate congestionnée aussi bien que son congénère l'est par le foie.

De là vient cette gêne d'expansion pulmonaire qui explique la suffocation constante à la montée, l'oppression qu'exagèrent certaines positions, certaines attitudes du corps et le besoin instinctifs de faire fréquemment de longues inspirations.

Plus tard, le poumon est refoulé, la gêne augmente et l'oppression rend impossible l'ascension rapide.

Alors surviennent, sous l'influence des moindres causes, des phénomènes d'irritation pulmonaire simple. Tantôt légère, cette irritation exalte la sensibilité pulmonaire et produit une toux faible et passagère ou plus ou moins persistante ; toux qui est réveillée souvent par la pression exercée sur le foie, la rate, l'estomac ou la percussion du thorax : c'est la toux hépatique, splénique, stomacale, sur laquelle Trastour, de Nantes, a fait une intéressante communication.

Tantôt c'est une irritation congestive, variable en intensité et en étendue, pouvant aller jusqu'à l'hémoptysie plus ou moins persistante et abondante.

Bien souvent on verra intervenir le processus inflammatoire. Les expériences de Snnellen et de Claude Bernard ont surabondamment démontré, en effet, avec quelle facilité il se développe, sous l'influence des moindres causes, dans un organe chroniquement congestionné ou insuffisamment innervé. Or, ces deux conditions se retrouvent chez les hépatiques, et c'est là, croyons nous, la principale raison de la fréquence et de la gravité de la pneumonie chez les gros mangeurs qui ne font pas d'exercice.

L'inflammation peut y revêtir toutes les formes et tous les degrés. Tantôt c'est la forme aiguë avec tous ses caractères officiels dont le type le plus achevé est la pneumonie dite bilieuse ; tantôt, et bien plus souvent, chronique d'emblée, elle produit un exsudat séreux ou plastique qui épaissit le tissu sous-muqueux et rétrécit les canaux bronchiques. De là, respiration affaiblie, diminution de la capacité et de l'élasticité pulmonaires qui feront croire souvent à une tuberculisation commençante.

Si les formes aiguës se terminent par résolution, suppuration ou gangrène, c'est par induration que se terminent plus souvent les formes chroniques. Ce tissu inflammatoire pourra produire dans le poumon, comme dans tous les organes, de la sclérose circonscrite ou diffuse ; ou bien, devenir le siége de noyaux aigus dont la suppuration donnera à la lésion une ressemblance de plus avec la tuberculisation pulmonaire.

Ces causes d'erreur sont assez nombreuses et assez trompeuses pour que nous regardions la tuberculisation pulmonaire, même à tous les degrés, comme très-difficile à diagnostiquer dans des cas plus nombreux qu'on ne le croit d'ordinaire. C'est après avoir commis de nombreuses erreurs de diagnostic, après en avoir vu commettre par les médecins les plus distingués, que nous nous sommes formé cette opinion. Que de fois, en effet, n'avons-nous pas traité, *pendant plusieurs années*, des malades que nous regardions comme tuberculeux, que nous avions condamnés comme tels et dont l'état s'est amendé avec une surprenante rapidité dès l'instant que nous eûmes découvert la subordination de la lésion pulmonaire à un état hépatique! Plusieurs de ces malades présentaient dans un poumon induré des excavations purulentes multiples, et tout, dans leur état général et local, nous portait à admettre un processus pneumophymique, tandis, qu'en réalité, il n'y avait qu'un processus pneumonique développé sous l'influence de la congestion chronique du foie.

Nous ne citerons que six observations parmi les plus intéressantes :

OBSERVATION Nº 1. — Un Espagnol traité long-temps à Madrid, puis en France, comme tuberculeux. — Obscurité au sommet gauche, matité à droite où l'on observe une petite caverne sous la clavicule, expectoration purulente, 25 à 30 respirations par minute, température presque normale le matin, dépasse peu 38° le soir. Ce malade est depuis très-long-temps dyspeptique, il a souvent de la diarrhée, ses ongles ne sont pas hippocratiques et son foie est gros.

Un traitement dirigé sur cet organe et consistant simplement en purgations quotidiennes et légères, alcalins et arseniate de strichnine, amena une guérison complète.

OBSERVATION Nº 2. — Un officier supérieur traité pendant cinq ans comme tuberculeux, et envoyé tantôt au Mont-Dore et à Cauterets, et, en hiver, dans le Midi, avait eu plusieurs hémoptysies abondantes ; il avait la fièvre depuis huit mois et crachait abondamment du muco-pus constamment teinté de sang , lorsqu'il nous fit appeler pour un abcès de la marge de l'anus. *Abcès inflammatoire et nulle-ment tuberculeux* qui s'était ouvert dans l'intestin laissant une fistule borgne interne. Son poumon droit induré, surtout au tiers supérieur, secrétait abondamment, le foie était gros ; je le décongestionne par les mêmes moyens indiqués dans l'observation précédente, et en plus par des lotions à l'eau très-chaude, faites chaque matin sur tout le corps, et bientôt l'hémorrhagie cesse, la sécrétion tarit, la respiration acquiert de l'ampleur et le poumon revient à un état quasi normal, tandis que la fistule guérit par la compression élastique.

OBSERVATION N° 3. — Un homme vigoureux de 45 ans, malgré son thorax arthritique, fut traité, pendant près de trois ans, par les praticiens les plus distingués, pour une affection tuberculeuse des poumons. Pendant plus d'un an, je conservai au diagnostic la même étiquette. Au bout de ce temps, frappé de certaines anomalies, de certaines dissemblances entre la marche de sa maladie et la tuberculose, j'explorai attentivement tous les organes. Le foie était gros, les digestions mauvaises et le sommeil très insuffisamment réparateur J'instituai une médication nouvelle en vue de décongestionner le foie, sans me douter absolument de sa portée. Ce fut une révélation : la matité hépatique avait à peine baissé de deux centimètres que déjà le malade en ressentait les meilleurs effets ; la respiration était devenue plus ample et la sécrétion presque nulle. Neuf ans se sont écoulés ; le malade souffre fréquemment de douleurs rhumatismales ; il a du sable tantôt dans les selles, tantôt dans les urines ; mais il n'a plus ni gêne respiratoire ni rhumes pendant l'hiver. Le traitement consista en purgations quotidiennes et légères tantôt salines, tantôt cholagogues ou drastiques : des alcalins au repas et des pilules contenant noix vomique et arsénic, frictions à l'eau très chaude tous les matins. Plus tard, lorsque le foie ne fut plus sensible ni à la pression ni à la percussion, l'eau chaude fut remplacée par les douches froides et on ajouta aux pilules une faible dose d'iodure de potassium aux repas.

Observation n° 4. — Nous avons vu, il y a quelques mois en consultation, avec un de nos confrères, un malade qui, depuis huit ans, a été considéré comme tuberculeux par de nombreux médecins, en France et en Allemagne : Son thorax, long et peu profond, mesure 0^m,69 centimètres de circonférence dans son plus grand diamètre et sa taille est de 1^m,76. Il a eu des hémoptysies répétées ; le sommet droit est très induré et fournit une suppuration assez abondante ; la base gauche est le siége de sous-crépitants fins et nombreux que l'on perçoit fort bien à travers une plèvre épaissie. Tout cela s'est produit sans douleur et sans fièvre, et le malade n'a ni antécédents héréditaires, ni mains hippocratiques, ni facies tuberculeux. Malgré l'état très avancé des lésions pulmonaires, la décongestion du foie a amené une nutrition plus normale et une circulation et une expansion pulmonaires plus faciles, la toux a cessé, la respiration est ample et tout fait espérer un amendement définitif.

Au traitement des observations précédentes nous avons ajouté l'emmaillottement dans le coton iodé, que nous regardons comme un excellent résolutif des exsudats viscéraux.

Observation n° 5. — Nous porterons le même pronostic favorable sur un de nos confrères qui vient d'être condamné dans une de nos Facultés où il a été diagnostiqué chez lui de la pneumophymie à marche sub-aiguë C'est le sommet droit, surtout qui est affecté ; l'auscultation plessimétrique y révèle une induration étendue et il y a dans ce tissu inflammatoire des noyaux de ramollissement. Le

— 36 —

foie est très augmenté de volume, surtout au niveau
de la ligne axillaire, la nutrition se fait mal. L'amendement obtenu par la décongestion du foie, à
laquelle il s'applique depuis deux mois seulement,
est si considérable qu'il semble autoriser et même
justifier l'espoir d'une guérison définitive.

Observation n° 6. — Nous venons de revoir un
jeune homme de 28 ans, chez qui nous avions diagnostiqué l'année dernière une congestion chronique
du foie avec lithiase biliaire comme cause unique
des lésions thoraciques graves et du trouble trophique profond qu'il présentait. Depuis l'âge de
seize ans il toussait et crachait abondamment, avait
eu plusieurs pleuro-pneumonies et des hémoptysies
très fréquentes. Il était très grand, excessivement
maigre et étroitement charpenté, et pendant cette
période de onze ans avait été condamné comme
tuberculeux par les praticiens distingués qui lui
avaient successivement donné des soins. Depuis un
an qu'il travaille à décongestionner son foie, les cra-
chements de sang se sont arrêtés complétement, la
toux n'existe plus que un peu le matin, la nutrition
se fait très bien, les forces, l'embonpoint, la gaieté
sont revenus d'une façon si complète que ce jeune
homme a pu, depuis cinq mois, se rendre à Paris
pour y suivre une carrière laborieuse vers laquelle
le portent ses goûts.

Les faits de ce genre sont si nombreux et les
erreurs de diagnostic si faciles, que nous pourrions
en dire long sur celles qui nous sont personnelles,
sur ce seul point de la clinique. Quant on s'est si
souvent trompé, ce n'est point sans surprise qu'on

peut lire les brillantes leçons qui, *ne tenant nul compte de cette cause d'erreur*, donnent une valeur pathognomonique absolue aux respirations faible, saccadée, rude, lorsqu'elles coëxistent avec la sub-matité.

Dira-t-on que ces malades sont bien des tuberculeux *guéris* ? Je veux bien admettre que cela soit pour quelques uns, mais non pour la plupart : comment expliquer, en effet, l'insuccès des médications les plus variées ; l'aggravation progressive des lésions thoraciques malgré les traitements les plus recommandés et leur amendement subit aussitôt que décroît la congestion hépatique ?

Mais ce n'est pas seulement la tuberculose chronique que peut simuler cet état pathologique du poumon provoqué par une congestion chronique du foie.

Nous citerons une observation des plus instructives où deux praticiens fort distingués, se guidant sur la marche de la maladie, sur les températures, sur les signes stéthoscopite et fonctionnels, diagnostiquèrent une phthysie galopante généralisée aux deux poumons et à l'intestin, en un mot, *une granulie*. La matité et la douleur qui occupaient la base du poumon droit, ils l'attribuèrent à une pleurésie diaphragmatique enkystée et repoussèrent absolument, et sans même la discuter, l'idée que ce pouvait bien être le foie. Le malade fut condamné à une mort très prochaine.

L'emmaillottement dans le coton iodé et les agents de réduction hépatique constituèrent tout le traitement.

Par la décongestion graduelle du foie, nous obtînmes celle de l'intestin, puis celle des poumons ; la température, qui oscillait depuis plus de trois mois entre 39 et 41 degrés, se rapprocha de la normale en produisant parfois des chutes inquiétantes : 36°,4 36°,6. La guérison est aujourd'hui complète et se maintient depuis bientôt trois ans.

Ces divers états anormaux des poumons caractérisés par le refoulement, la compression, l'inflammation aigüe, sub-aigüe ou chronique, chez les hépatiques peuvent, on le conçoit, préparer le terrain à des manifestations diathésiques ou microbiques : catarrhe arthritique, asthme, emphysème, tubercule, qui seront d'autant plus graves qu'elles évolueront sur un organe dont la nutrition et le fonctionnement seront depuis plus longtemps gênés.

Peut-être faut-il, dans bien des cas, une influence de cet ordre pour localiser une tuberculisation héréditaire ; mais, à coup sûr, nous croyons que cette cause intervient très fréquemment dans la production de la tuberculose accidentelle acquise et de la tuberculose sénile sur laquelle sir J. Paget a fait d'instructives leçons. Dans le premier cas, le tubercule se montre dans un tissu inflammatoire ; dans le second, dans un tissu sclérosé qui dérive du premier, lequel résulte lui-même d'un processus pneumonique sub-aigu ou chronique.

L'inflammation chronique, circonscrite ou diffuse, de l'arbre bronchique entraînera bien souvent la chute de son épithélium cilié.

Cette disparition des cils vibratiles, jointe à la diminution de constractilité de la couche des fibres cellules (produite par l'inflammation ou l'exsudat) nous paraît rendre compte du mode de production de l'anthracosis, affection bien plus commune qu'on ne le croit d'ordinaire, et des états morbides similaires créés par la pénétration des poussières organiques ou inorganiques dans les voies respiratoires. Ces poussières n'étant plus arrêtées par les cils et portées au dehors par leur mouvement continu, secondé, à l'état normal, par la couche contractile sous muqueuse, arrivent jusque dans la vésicule pulmonaire où Pouchet les a vues tantôt enveloppées par des éléments anatomiques proliférés, tantôt pénétrant dans leur substance propre.

Cette explication est la seule, à notre avis, qui puisse rendre compte des formes tantôt diffuses et tantôt circonscrites de la maladie.

Nous avons une observation fort curieuse prise sur un jeune homme de 36 ans qui toussait et crachait depuis longtemps, et dont le diamètre axillaire du foie était un peu augmenté. Il est distillateur et obligé de respirer souvent des poussières dégagées par la trituration des grains. Sous cette influence, la toux augmenta, l'oppression survint, et, avec elles, la faiblesse et l'amaigrissement. Il se met au lit et garde pendant 45 jours une fièvre à type continu rémittent, la température oscillant entre 38° et 40°,1. La moitié supérieure du poumon droit était obscure, moins élastique, indurée et l'auscultation y faisait découvrir des sous-crépitants fins et très abondants.

Soupçonnant la cause de cet état pulmonaire, que confirma d'ailleurs l'examen microscopique des crachats, je combattis l'idée de tuberculisation pulmonaire qui était dans l'esprit de sa famille.

Des révulsifs cutanés, des décongestionants du foie constituèrent toute la médication. La suppuration élimina les corps étrangers qui irritaient le tissu pulmonaire et la guérison fut complète.

Sous l'influence de la congestion hépatique le cœur se dérègle, et il se dérègle si bien que la malade qui nous a ouvert cette voie de recherches et d'observations a été traitée longtemps ailleurs pour une hypertrophie, pour une ataxie du cœur, pour une angine de poitrine, pour un goître exophtalmique, puis pour de l'hystéricisme, plus tard pour une névropathie viscérale. Pendant plus d'une année je l'ai examinée attentivement à plusieurs reprises sans découvrir la cause des troubles fonctionnels les plus disparates qu'elle présentait.

Trouvant enfin un foie gros et du sable très fin dans les selles, j'attaquai, sans confiance, je l'avoue, cette unique cause. La guérison a été complète et ne s'est pas démentie depuis huit ans.

Le cœur se dérègle si bien que nous pourrions citer, entre beaucoup d'autres, le cas d'un jeune homme traité comme cardiaque par d'éminents professeurs de Faculté, puis par le grand-maître de l'homéopathie et qui a été, comme tel, exempté du service militaire. En changeant de mains, la médication avait pu varier, mais l'accord était complet sur la nécessité du repos le plus absolu afin de réduire au minimum le travail du cœur. Malgré cela, les nuits se passaient rarement sans quelque étouffement faisant craindre une mort imminente. Les purgations, la strychnine, la sudation par l'exercice, la suppression complète des boissons alcooliques et le remplacement du vin par le lait aux repas ramenèrent une santé des plus solides, si bien qu'aujourd'hui ce jeune-homme chasse, en Afrique, le lion et la panthère.

On le conçoit bien, en effet, lorsque la place manque au cœur pour se mouvoir librement, lorsqu'il est déplacé ; lorsque le rapport est changé entre l'axe de ses cavités et celui des artères de sa base ; lorsqu'une des parois du péricarde a perdu sa forme et sa souplesse, le cœur traduira sa souffrance par de la gêne, des palpitations, des arrêts, des angoisses.

II

TROUBLES RÉFLEXES.

Les troubles sympathiques que peut produire le foie congestionné seront, on le conçoit, variables avec le siége et l'étendue de la congestion ; ils seront également variables d'un sujet à l'autre, les anastomoses et, par suite, les arcs réflexes n'étant pas les mêmes chez tous les sujets, ce qui, pour nous, est un fait certain.

Mais, on le comprend, ces troubles sympathiques acquerront leur maximum d'intensité lorsque la congestion sera arrivée à la période de formation des graviers.

Disons tout d'abord, en commençant l'énumération des phénomènes nerveux provoqués par le foie atteint de congestion ou de lithiase, qu'il ne devient lui-même sensible et douloureux à la pression ou à la percussion que quand la congestion a atteint un degré très avancé ou lorsqu'il y a un certain degré d'irritation du parenchyme hépatique ; dans ce cas la percussion provoque une douleur dont la durée peut varier de quelques minutes à plusieurs heures.

C'est donc en vain qu'on recherchera ce signe pendant une très longue période.

Nous en dirons autant de la toux hépatique provoquée par la percussion du foie.

Longtemps avant cette douleur hépatique bien nette et facile à réveiller, on observe la barre épigastrique, une sensation de tension, de plénitude pouvant aller jusqu'à l'angoisse, une douleur contusive dans les hypochondres, une sorte de meurtrissure interne et sous costale appréciable surtout le matin au réveil.

Cet état douloureux provoque des réflexes qui retentissent tout d'abord sur le *système nerveux végétatif*.

Les troubles intestinaux se montrent les premiers ; ils sont légers au début et consistent dans une exagération des mouvements péristaltiques produisant des borborygmes souvent incommodes, et bientôt suivis de dilatation gastro-intestinale avec inertie et flatulence. Ces troubles s'exagèrent si le malade reste assis après le repas ; ils diminuent s'il marche ou s'il se couche. Il seront exagérés aussi par le travail intellectuel et surtout par la lecture.

La physiologie nous montre, en effet, les connexions étroites qui existent entre les yeux et l'estomac, et si l'on détourne les forces nerveuses nécessaires au fonctionnement régulier de l'estomac, il est bien clair que l'assimilation s'en ressentira. Cette influence, jointe à beaucoup d'autres, contribue à ruiner les santés dans les colléges. La récréation de midi y est beaucoup trop courte ; les enfants se remettent au travail en pleine digestion et le beau résultat d'une telle mesure est de faire des *savants*, des prodiges de quinze ans qui portent dans un corps usé prématurément, une intelligence dégoûtée de l'étude. C'est aussi inhumain qu'antisocial parce que c'est anti-scientifique.

C'est probablement une action vaso-dilatatrice réflexe qui produit, chez les hépatiques, le changement de forme caractéristique de la langue. Cet organe devient souvent mince, élargi, au point de prendre sur son bord libre l'empreinte de l'arcade dentaire inférieure ; sa face dorsale est fendillée de la base à la pointe et offre parfois une ressemblance très grande avec les nervures d'une feuille d'arbre. Ses papilles, plus longues, tuméfiées, sont recouvertes d'une couche épaisse d'épithélium imbriqué et insuffisamment renouvelé et coloré par la bile en jaune, en vert ou en noir..

Lorsque du sable ou des graviers traversent les conduits biliaires, les troubles réflexes s'exagèreront et on verra apparaître des *dyspepsies nerveuses*, qui pourront être flattulentes congestives, si le trouble vaso-moteur se généralise ; des *gastralgies*, des *entéralgies dont on recherchera vainement la cause dans l'intestin et qui résisteront à tout traitement qui ne s'attaquerait pas directement au foie.*

Nous avons pratiqué des fistules biliaires chez des lapins pour étudier les effets réflexes du calcul biliaire sur les voies digestives. Voici le résumé de nos observations :

L'excitation du col de la vésicule, faite avec un stylet mousse, exagère constamment les mouvements péristaltiques dans tout l'intestin grêle et même dans le gros intestin, puis les mouvements se troublent, il se forme des pelotonnements d'anses intestinales, ensuite surviennent des évacuations et des haut le cœur. La sécrétion urinaire augmente rapidement, et la température rectale baisse souvent de près d'un degré.

Même résultat chez des lapins dont nous ouvrions largement le ventre et dont nous excitions les conduits hépatique ou cholédoque.

Ces expériences et les faits nombreux observés chez les malades nous expliquent la facilité des erreurs de diagnostic ; car *les douleurs de la lithiase biliaire offrent ceci de particulier, c'est d'être, on pourrait presque dire, rarement perçues dans les voies biliaires*, et de provoquer plus souvent de la gastro-entéralgie, parfois des douleurs rénales, au point de simuler la colique néphrétique ; parfois encore des douleurs utéro-ovariennes fréquemment suivies de phénomènes congestifs que l'on prendra, à tort, pour la cause du mal. Mais l'affection avec laquelle on confond le plus communément les douleurs de la lithiase biliaire, c'est, à beaucoup près, la gastralgie ou la gastro-entéralgie.

Cette erreur est si commune que je ne craindrai pas d'affirmer que, sur 100 gastralgiques, 99 peut-être ont du sable hépatique.

L'exagération du mouvement vermiculaire de l'intestin sous l'influence de la lithiase biliaire rend bien compte de ce qu'on observe chez certains malades : mouvements continus et parfois douloureux et bruyants de l'intestin ; pelotonnement d'un groupe d'anses intestinales.

Ce pelotonnement est parfois passager et susceptible de se déplacer ; parfois, au contraire, il est permanent ; c'est une véritable contracture, qui subsiste même pendant le sommeil et ne s'oppose pas pourtant au cours des matières. Ces tumeurs *fantômes* peuvent donner lieu à une double erreur de diagnostic: au point de vue de leur nature et de leur siége et·au point de vue de leur ·cause. Dans le premier cas, on est allé jusqu'à intervenir chirurgicalement ; dans le second, on a cru avoir affaire à de l'hystéricisme tandis que nous avons presque toujours trouvé dans les selles le corps du délit.

Ces troubles intestinaux peuvent être parfois des plus complexes et des plus difficiles à démêler, aussi, voulant uniquement choisir nos exemples parmi les malades soumis à l'examen et au traitement des hommes les plus compétents, afin qu'il soit bien établi que si l'erreur a été possible pour ces grands praticiens et ces grands savants, elle l'aurait été pour tout autre, nous nous bornerons à présenter deux cas des plus instructifs.

Nous avons examiné un Américain qui, après avoir passé huit mois en traitement à New-York, se rend à Paris où il reçoit les soins de trois de nos célébrités médicales pendant quatorze mois. — Il y eut trois diagnostics : gastro-entérite chronique ; rhumatisme intestinal ; névropathie gastro-intestinale avec un certain degré d'hystéricisme. Ce malade n'avait pas autre chose que des calculs biliaires, et le mieux s'est fait sentir dès l'instant qu'il s'est appliqué à en tarir la source.

Une observation que nous citerons pour son côté pittoresque est celle d'un malade que j'avais traité sans résultat pendant trois ans. Il éprouvait des douleurs abdominales très vives avec pelotonnement de l'intestin, régurgitations, vomituritions, et flatu–

leuse excessive pendant plusieurs heures après
chaque repas. Les vertiges ne le quittaient pas et
cet état empirant toujours, il s'adressa à d'autres
médecins. — Cinq ans après il me fait appeler de nouveau et j'entre chez lui en souriant. Docteur, vous
souriez parce que je vous fais appeler après vous avoir
quitté depuis si longtemps ? — Pas le moins du monde;
je ne vous guérissais pas ; vous avez changé de médecin et vous avez bien fait. — Pour moi, tout malade a
le droit de choisir le médecin qu'il veut, quand il veut
et comme il veut. Seulement, pendant les trois années
que je vous ai traité, je vous disais que je ne savais
pas au juste ce que vous aviez. Vous avez voyagé
depuis, vous avez vu beaucoup de médecins qui ne
l'ont probablement pas su davantage ; et maintenant
je ris parce que je sais ce que vous avez. — Comment, sans m'avoir examiné depuis cinq ans ? — Oui,
sans vous avoir examiné. — Prenez une purgation ;
recueillez vos selles et vous y trouverez du sable. Le
lendemain, le malade contemplait avec ravissement
les étonnant produits extraits d'une carrière interne.

Les phénomènes névrosiques que la lithiase biliaire
produit sur l'intestin peuvent s'observer également
sur l'appareil génital. C'est chez la femme surtout
qu'ils acquièrent de l'intensité et qu'ils peuvent produire toutes les modalités hystériques. Ces faits nous
ont paru si communs que, *dans bien des cas, à notre
avis, la seule lésion anatomique de l'hystérie sera
le calcul ou le sable biliaire.* C'est là pour nous,
nous oserons le dire, un fait des plus démontrés.

Nous avons dit plus haut que la lithiase biliaire
produit parfois des douleurs utéro-ovariennes suivies
de phénomènes congestifs. Nous appelons particuliè-

rement l'attention sur ces faits parce qu'ils nous ont paru très nombreux et que l'erreur de diagnostic au point de vue de la cause du mal conduit à une médication inefficace et parfois dangereuse. Ces douleurs sont tantôt très vives et lancinantes, tantôt gravatives ; elles peuvent se propager vers les reins ou les fesses, s'accompagner de métrorrhagies rebelles et d'altération du teint, si bien qu'elles en imposent souvent pour un cancer commençant ou pour une métrite fongueuse que le fer rouge lui-même, ne guérira que temporairement comme il guérit d'ordinaire les hémorrhoïdes.

Tantôt c'est vers les reins que retentit l'arc réflexe et nous dirons, avec toute certitude, que la polyurie intermittente, *les urines nerveuses* (qui sont toujours très-faiblement acides et faiblement minéralisées) reconnaissent pour cause *à peu près unique* la lithiase biliaire.

Nous avons obtenu ces résultats et produit des urines nerveuses chez des lapins en excitant le col de la vésicule biliaire. — Nous avons vu, d'autre part, des malades chez qui le sable hépatique ne produisait que de la polyurie.

Un autre ordre d'arc réflexes non moins importants et non moins complexes sont ceux qui existent entre le foie et le plexus cardio-pulmonaire, dont la mise en jeu rend compte des troubles profonds que peuvent ressentir les organes thoraciques par retentissement de la congestion ou de la lithiase hépatique.

Trousseau, a, croyons-nous, signalé le premier la fréquence de la respiration dans certaines variétés de néphrites aiguës ou congestives. Nous en avons vu, il y a peu de jours, un cas des plus remarquables avec un de nos confrères. Rien, dans la poitrine, n'expliquant la fréquence de la respiration et de la dyspnée, nous en cherchâmes la cause dans l'abdomen. Il y avait néphrite aiguë, et le malade fut rapidement emporté.

Nous avons observé souvent, quoique à un degré moindre, les mêmes phénomènes dans la lithiase biliaire accompagnée d'irritation ou de sub-inflammation du parenchyme hépatique.

Plus communément ces malades ressentent une toux toute particulière, qui s'exagère souvent, comme nous l'avons dit, par la pression ou la percussion de la région hépatique.

Les phénomènes congestifs et inflammatoires des poumons, que nous avons rangés dans la catégorie des troubles par action mécanique, sont, il faut bien le reconnaître, en grande partie aussi, sous la dépendance de l'innervation vaso-motrice. Nous n'y reviendrons pas.

Du côté du cœur on dirait qu'il y a des troubles en tout point comparables à ceux de l'intestin. Ces troubles porteront tantôt sur la sensibilité, tantôt sur la fonction.

Dans le premier cas, on observe de la gêne, du malaise dans la région précordiale, de l'inquiétude, de l'anxiété, de l'angoisse, un sentiment de constriction qui produit la tristesse, la terreur ou le désespoir. Ou bien les phénomènes névralgiques prédominent et il se produit de la cardialgie avec, parfois, propagation vers les grosses artères pouvant simuler, dans bien des cas, l'angine de poitrine.

Lorsque les troubles fonctionnels prévalent, il y a

au début exagération de l'action du cœur dont les battements deviennent forts et tumultueux. A cet état succède la parésie par épuisement qui se traduit par des palpitations, de l'arythmie, de l'atonie, et aboutit parfois, à l'insuffisance fonctionnelle *partielle* ou *générale*. Dans ce dernier cas, il y a dilatation passive de l'organe et un degré variable d'asystolie ; dans le premier on observe tous les signes de l'insuffisance auriculo-ventriculaire, simulant, à s'y méprendre, une lésion organique. Ce qui prouve bien, cependant, que ces états sont purement fonctionnels et nullement liés à un état organique de la fibre charnue, c'est qu'ils disparaissent aussi facilement qu'ils se sont montrés.

C'est après avoir commis et vu commettre beaucoup d'erreurs de diagnostic de ce genre que nous sommes arrivé à nous former une opinion sur ce point.

Nous avons examiné, tout récemment encore, un de nos confrères chez qui une insuffisance mitrale avait été diagnostiquée, quelques semaines auparavant, par un maître des plus justement estimés ; et nous avons pu nous convaincre qu'il ne restait pas trace de la lésion qui avait fait porter un pronostic grave. Nous pourrions citer plusieurs autres exemples d'erreurs de ce genre qui nous sont personnelles et qui ont été pour nous un enseignement précieux.

Du côté du *système nerveux de relation*, les troubles ne sont ni moins nombreux ni moins complexes. Lorsqu'on est pénétré de l'importance des connexions étroites qui relient le foie et le cerveau et qui établissent indéniablement leur subordination fonctionnelle, on ne peut qu'être étonné du peu d'importance que les spécialistes en névropathie accordent à l'organe hépatique. Pour nous, au contraire, nous croyons, et l'expérience nous a même surabondamment démontré, que le foie malade peut agir, par réflectivité, très-énergiquement parfois et de plusieurs façons sur le système nerveux. Tantôt ce seront des névralgies, des troubles thermiques, de la migraine, des céphalalgies, des névralgies intercostales, extrêmement communes dans la congestion chronique du foie.

Niémeyer, le premier, croyons-nous, a signalé la coëxistence fréquente et soupçonné la subordination de la névralgie cérébrale à l'état hépatique.

Parfois ces douleurs paraissent n'avoir aucune corrélation avec la cause qui les produit, ainsi nous avons vu un cas où la colique hépatique se traduisait par un fourmillement subit et très-douloureux des membres supérieurs avec refroidissement et vomissements — et cinq cas où les mêmes douleurs se produisaient dans les membres inférieurs, tantôt dans les deux, tantôt dans un seul, tantôt localisées au triceps où elles provoquaient une myalgie crampoïde des plus douloureuses accompagnée de vomissements.

Nous venons de voir une dame qui souffre de douleurs de ce genre ; depuis huit ans elle est traitée par deux hommes qui, par leur grande science, ont acquis une réputation européenne. — Eh bien, il faut le dire pour servir la science de l'expérience ! — cette dame est seulement calculeuse et, la vraie cause du mal étant méconnue, on lui donnait de la pepsine pour la digestion ; de l'éther et de l'opium pour ses nerfs ; contre les douleurs des jambes, l'emmaillottement avec du coton et de la toile gommée, des piqûres de morphine, et contre les vomissements, la potion de Rivière, et cela depuis huit ans ! Toujours la médecine des symptômes !

Dans d'autres cas, ce seront des troubles centraux qui porteront sur l'intensité ou la coordination des mouvements, des sentiments, ou des idées.

Dans bien des cas, la diminution de précision et de sûreté des mouvements, un certain degré d'ataxie même, lorsqu'elle n'est pas liée à une lésion scléreuse, pourra dépendre d'un trouble circulatoire circonscrit par action vaso-motrice réflexe.

Bien souvent la diplopie temporaire, l'ambliopie, ainsi que les vertiges dits stomacaux, ne seront que le retentissement sur le cerveau de troubles hépatiques transmis par le plexus basilaire. L'hypochondrie, les tendances mélancoliques proviennent, on le sait, de l'engorgement du foie. On sait aussi que chez l'hypochondriaque la mémoire décroît et l'horizon intellectuel se borne ; c'est encore le foie qui procure les cauchemars, le réveil six heures après le repas, contre lequel les opiacées seront nuisibles, ainsi que Cullen l'a fait observer avec raison.

Un médecin aliéniste anglais, Milner Forthergill. a publié un travail fort intéressant dont les annales médico-psychologiques de 1878 ont donné un compte-rendu fidèle et élogieux. Ce physiologiste tend à expliquer, par des connexions nerveuses, l'influence différente et parfois opposée des maladies des organes abdominaux et des organes thoraciques. Les premières produisent de la tristesse et du découragement, tandis que l'illusion et l'espérance sont, pour ainsi dire, constantes dans les secondes. Il aurait trouvé que le plexus solaire offre des rapports, des anastomoses avec le plexus vertébral et agit, par suite, sur la moëlle allongée, le cervelet et les lobes postérieurs et moyens du cerveau, tandis que le plexus cardiopulmonaire serait en rapport avec les plexus carotidiens et agirait, par suite, sur les lobes antérieurs et moyens. De là la différence d'influence psychique de ces deux groupes morbides.

L'exagération de cet état de dépression, de concentration, de mélancolie, d'hypochondrie, etc., créé par le trouble hépatique, constitue la lypémanie, l'idée fixe, la manie qui, d'après ce qui vient d'être dit, pourront, dans bien des cas, être purement réflexes. Et si à cette cause réflexe nous ajoutons les innombrables perturbations fonctionnelles que peut provoquer dans le cerveau un sang constamment altéré lorsqu'il existe un trouble hépatique quelconque, on voudra bien admettre que les asiles d'aliénés, *indépendamment des fous par lésion de texture* doivent regorger de malades atteints de folie purement *réflexe* ou de folie *toxique* ; de malades, en un mot, dont les troubles cérébraux ne sont que secondaires et dont la cause unique et immédiate du mal est dans le foie. Nous possédons depuis longtemps assez d'observations pour être absolument affirmatifs à cet égard. Nous citerons, entr'autres, une jeune fille de 17 ans, choréique depuis plus d'un an, avec perte complète de la parole. Cette malade avait des impulsions presque constantes à nuire ; son foie était gros, son visage plaqué de jaune au front, autour des yeux et de la bouche. Les cholagogues employés avec énergie rendirent au teint sa pureté et au cerveau l'intégrité de toutes ses fonctions.

Un jeune garçon de douze ans, poursuivi, obsédé

par la manie du suicide, avait pris en dégoût la vie, les études, les amusements. — L'onanisme n'était pour rien dans tout cet état cérébral. Les purgations, l'exercice, l'hydrothérapie, éliminèrent du sang le poison organique en même temps qu'ils dégorgèrent le foie, et l'enfant reprit sa gaieté et ses études.

Une jeune dame des plus distinguées éprouvait, depuis son enfance, des bizarreries de caractère allant jusqu'à l'extravagance, des manies, des tics, des mouvements incessants dans les membres, la tête, le corps ; les parois du ventre et l'intestin étaient sans cesse agités de convulsions hystériques ; dans le cœur et les gros vaisseaux, des palpitations, des *flutterings*, des phénomènes ataxiques les plus étranges, des pseudo-angines de poitrine, des pseudo-goîtres exophtalmiques, etc., dans les poumons, des congestions tantôt partielles, tantôt générales et parfois assez persistantes pour inspirer à quelques médecins la pensée d'une tuberculisation commençante. En un mot, cette jeune femme était le type le plus achevé de *l'hystérie viscérale*.

Pour compléter le tableau, elle avait pris son mari en haine et éprouvait l'irrésistible besoin de l'étrangler, au point que, dans son entourage, on se préoccupait sérieusement de son internement. Toute cette hystérie viscérale, toute cette folie organique n'était que de la lithiase biliaire. Celle-ci guérie, la névropathie a disparu.

Une autre observation non moins intéressante est celle d'une demoiselle de 45 ans, fille d'une arthritique et d'un arthritique diabétique. Dyspeptique depuis l'âge de 16 ans, son caractère l'avait rendue insupportable, même pour ses parents. De temps à autre elle se livrait à des actes de violence ; mais quand nous fûmes appelé à la voir, les crises étaient si rapprochées, l'état aigu si constant, que deux consultations faites dans la ville qu'elle habitait avaient prononcé l'urgence de son admission dans un hospice d'aliénés.

Indépendamment des désordres psychiques qu'elle . présentait, une chose nous frappa ; c'est que la pression d'un des hypochondres produisait la lipothymie avec raideur cataleptique et extension en dehors du bras correspondant. Cette malade n'était qu'une hépatique et elle avait du sable dans les selles. Elle a guéri par des exercices très-violents, des cholagogues et tous les décongestionnants du foie

La fille d'un de nos confrères fut internée dans un asile après avoir donné des signes non équivoques de folie. Appelé trois mois après pour une seconde crise, nous conseillâmes des vomitifs, des purgations, du chloral et de l'exercice. Ce régime, sauf le chloral, continué depuis plus de deux ans, a conjuré toute manifestation vésamique et la santé est devenue des plus solides, le cerveau des mieux équilibrés.

Pour multiplier encore nos exemples et leur apporter le contrôle de deux savants confrères, spécialistes en cette matière, nous avons demandé à MM. Abram et Boubilas, médecins en chef de l'hospice des aliénés, de vouloir bien nous autoriser à examiner avec eux un certain nombre de malades de l'asile. Nous sommes bien persuadé d'y faire des découvertes fort intéressantes.

Mais ce que nous avons dit nous paraît déjà assez concluant pour qu'en présence de faits si nombreux, si complexes, si variés, nous ne doutions plus de la grande influence que peuvent exercer, sur un point quelconque du myélencéphale, la congestion hépatique ou la lithiase biliaire. Nous ne sommes même pas éloigné de penser qu'un grand nombre des malades qui servent de texte aux savantes leçons du célèbre professeur de la Salpétrière sont, peut-être, non point des hystériques, non point des névropathes, mais bien des *hépatiques*, et nous oserons demander à sa grande expérience et à sa science sans préjugé d'examiner les malades sous ce jour nouveau. C'est à la méconnaissance de cette cause que doit être attribué, dans bien des cas, d'après nous, l'insuccès ordinaire de la thérapeutique des maladies nerveuses.

Le foie donc, comme centre incitateur, peut produire *une folie réflexe* et par conséquent *guérissable*.

Ses rapports avec les vaso-moteurs du cerveau lui donnent, sur les autres organes, une place privilégiée pour produire des effets de cet ordre.

Nous dirons bientôt à quel point aussi la *folie toxique* et la folie par *lésion de texture* nous paraissent subordonnées à une altération fonctionnelle du foie.

III

TROUBLES TROPHIQUES.

La complexité du problème à résoudre et l'insuffisance des connaissances actuelles condamnent tout exposé sur cette vaste question à des tâtonnements et à des erreurs.

Nous ne savons pas, en effet, dans ses détails, le rôle du foie sur les matériaux de nutrition, sur les transmutations si nombreuses et si complexes qu'ils subissent depuis leur entrée jusqu'à leur sortie de l'organisme ; comment dire et préciser, dès lors, les déviations plus nombreuses et plus complexes encore de cet acte nutritif? Ce qui, pourtant, nous paraît certain c'est que le phénomène initial de tout état morbide est un trouble trophique et que les troubles des autres propriétés fondamentales des tissus ne sont que secondaires.

Dans l'ordre physique, en effet, il n'y a pas de force sans matière ; les troubles dynamiques ne sauraient dont être primitif et ce sera toujours une lésion moléculaire *indémontrée* d'ordinaire, mais non pas *indémontrable*, peut-être, qui ouvrira la série des lésions matérielles et des lésions fonctionnelles qui leur correspondent.

Pas plus que la lésion fonctionnelle, l'altération de structure ne sera, comme nous l'avons dit, le phénomène initial d'un état morbide : car, une cellule étant donnée, sa structure comme sa fonction supposent une propriété plus élémentaire, la *nutrivité*.

C'est donc un changement dans la composition chimique qui marquera le début de toute maladie ; et ce changement résidera, nous le répétons, dans le plasma sanguin. C'est là que l'analyse spectrale le découvrira. Nous gardons cette conviction malgré les résultats peu satisfaisants des premiers essais.

On voudra bien reconnaître la grande importance qu'il y aurait, au point de vue pratique, à découvrir de bonne heure ces altérations du *milieu interne*, parce que la médication pourrait alors compter sur le concours des éléments actifs de l'organisme qui, grâce à leur vie propre, luttent plus ou moins long-temps contre la viciationde ce milieu.

Combien de temps dure cette résistance ? Impos-sible de le dire ; mais, dans bien des cas elle doit être fort longue ; dans bien des cas même, des altérations figurées du sang précèderont pendant fort longtemps l'apparition des lésions organiques.

C'est ainsi que le professeur Salisbury prétend reconnaître, par la seule inspection du sang par des procédés micrographiques, l'invasion d'une diathèse tuberculeuse (il faudrait dire scrofuleuse, si le tuber-cule est dû à un microbe) *deux ans avant l'appa-rition des premiers symptômes ! !*

Cette assertion est acceptée avec réserve par le docteur Pelletan, qui n'a trouvé dans les photogra-phies des préparations de Salisbury et de Cutter, son collaborateur, que l'altération bien connue dans la forme des globules rouges quand ils ont subi un commencement de dessication. Pelletan a cependant trouvé dans ces préparations plus de granulations que dans le sang normal. Ces granulations sont-elles la caractéristique de la tuberculose à venir ? Salisbury ne le dit pas, Quoiqu'il en soit, ces granulations amorphes, si elles sont réellement le signe précur-seur d'une tuberculose, supposent une altération du plasma, altération que prépare dans le silence, et, parfois même, dans le bien-être d'une santé appa-rente, la désharmonie moléculaire, prélude de lésions graves que des causes accidentelles pourront faire éclater.

Il importerait donc, avant tout, de connaître la composition normale du sang. Or, nous tenons d'un chimiste fort distingué qu'une analyse de ce liquide, complète et exempte d'erreur, est actuellement impossible.

Dans l'examen, en effet, qui paraît le plus simple : celui de la numération des globules, des écarts de plusieurs mille par millimètre cube sont négligeables! Jugez du reste !

Que dire, dès lors, du plasma ? de cette solution de matière organique si compliquée ! dont les matériaux, quoique intimément mêlés, sont groupés cependant en deux séries opposées : les uns qui montent vers l'organisation, les autres qui en viennent. Or, les premiers, les matériaux d'entrée, hydrocarbonés et quaternaires qui vont devenir matière vivante, ont été élaborés uniquement par le foie. Les autres, les matériaux de sortie, vont aussi subir dans le foie un dernier travail qui préparera leur élimination. Quoi de plus logique, par conséquent, que d'attribuer une importance prépondérante dans la genèse patholo-gique à la lésion fonctionnelle d'un organe qui vicie, qui altère, qui corrompt la matière organique que la circulation apporte sans cesse sur le chantier de l'organisation.

Ces matériaux imparfaits pour la vie normale serviront à la physiologie pathologique.

Les travaux de Hayem, sur *les modifications du sang sous l'influence des agents médicamenteux*, sont de ceux qu'on ne saurait trop applaudir parce qu'ils formeront la base solide d'une science médicale positive.

Aux faits importants que contient ce travail, nous en ajouterons quelques autres :

OBSERVATION N° 1. — En 1878, Madame C., d'une constitution faible et névropathique, devient enceinte ; à sept mois éclate une très-violente attaque d'éclampsie , combattue par un lavement de dix grammes de chloral et, cinq heures après, un second de six grammes. Après 25 heures de sommeil comateux et chloralique, elle se réveille, n'ayant plus ni douleurs, ni vomissements, ni angoisses. L'enfant est mort et la délivrance a lieu quinze jours après.

Deux ans après, nouvelle grossesse. A cinq mois, l'albuminerie commence ; lorsque les urines renferment deux grammes d'albumine, les maux de tête apparaissent ; entre deux et trois grammes, les douleurs épigastriques et thoraciques.

Nous prescrivons deux grammes de chloral à prendre toutes les deux ou quatre heures, suivant l'intensité des douleurs.

Ce traitement, continué pendant deux mois avec la plus scrupuleuse exactitude, nous montra ce fait important que le chloral, non—seulement calme les douleurs et rend le système nerveux plus tolérant, mais encore *qu'il fait baisser manifestement la proportion d'albumine.* Ce qui nous permet d'être affirmatif sur ce point, c'est que l'albumine était titrée chaque jour par le docteur Jacquème.

Après deux mois, le danger paraissant conjuré, l'entourage de la malade devint raisonneur, la médication fut discutée et mal faite. — En moins de vingt-quatre heures, à partir du moment où le chloral fut supprimé, l'albumine remonta à 5 gr. 80, et les douleurs annoncèrent l'attaque.

Avec le docteur Magail, nous prescrivîmes six grammes de chloral : à trois heures l'enfant était mort, la grossesse finie, l'état général bien meilleur l'accouchement se fit quinze jours après.

Malgré la présence de l'albumine, l'utérus continua à se développer jusqu'au sixième mois, puis il subit une réduction graduelle, si bien que quand l'enfant mourut, à sept mois, le fond de l'utérus était à l'ombilic.

Après guérison, nous fîmes avec soin l'examen de cette malade. Fille de parents arthritiques, les influences héréditaires se sont ajoutées chez elle ; les urines sont très-acides ; les dents se carient ; elle est dyspeptique et mélancolique ; bref, son foie est gros, et, indépendamment de la congestion chronique, elle a, par intervalles, de la lithiase biliaire.

L'analyse microscopique du sang, faite par le docteur Jacquème, y révèle des globules blancs très-nombreux, et le diamètre des hématies varie de $0^{m}/^{m}$,003 à $0^{m}/^{m}$,0055.

OBSERVATION Nº 2. — En mai 1879, nous fûmes appelé à donner des soins à une jeune femme, enceinte pour la première fois, et au quatrième mois. Elle est grande, colorée et un peu infiltrée, comme les hydrémiques. Quelques douleurs de tête et un certain malaise dans les hypochondres me firent examiner les urines. Le docteur Jacquème y trouva 1 gr. 40 d'albumine, des urates très-abondants, de la matière colorante et diverses substances albuminoïdes. A la suite d'un refroidissement, la proportion d'albumine atteignit 3 gr. 60. La douleur épigastrique, quelques vomissements apparurent, indiquant l'imminence de l'attaque. Je prescrivis des lavements de 4 grammes de chloral toutes les deux heures;

l'amendement fut prompt et l'albumine diminua. Pendant 35 jours, le même traitement dut être continué. Au bout de ce temps, l'enfant meurt, l'albumine descend au-dessous de 1 gramme, et l'avortement se fait sans accident deux semaines plus tard.

L'examen du sang, faite par le docteur Jacquéme avant l'avortement nous montre les hématies ne mesurant que de $0^{m/m},004$ à $0^{m/m},0055$. Cette malade a non-seulement de la congestion chronique du foie, mais encore de la lithiase biliaire, *sans coliques hépatiques*, toutes ses selles contiennent du sable en abondance.

Le traitement décongestionnant du foie a été suivi d'un plein succès, et cette même femme, devenue enceinte en novembre 1881, a très-heureusement accouché au mois de juin. Dans le dernier mois de sa grossesse apparurent quelques traces d'albumine, mais il n'y eut ni maux de tête, ni douleurs dans les hypochondres ou l'épigastre.

OBSERVATION N° 3. — De cette observation, nous rapprocherons celle d'une jeune femme, fille d'un diabétique arthritique et d'une mère arthritique. Elle est hépatique depuis sa naissance. Devenue enceinte, les phénomènes de pléthore abdominale atteignent un degré inquiétant; les selles contiennent du sang, venu tantôt des hémorrhoïdes, tantôt de l'intestin ; les hypochondres douloureux gênent la respiration ; le visage et le cou sont un peu infiltrés ; il n'y a pourtant pas encore d'albumine dans les urines ; mais, bien évidemment, elle n'aurait pas tardé à s'y montrer, car tout, j'oserai dire, me faisait porter sur cette grossesse le pronostic le plus grave. Le traitement décongestionnant du foie fut immédiatement commencé, et aujourd'hui, que nous touchons à la fin du quatrième mois, l'état général est des plus satisfaisants.

OBSERVATION N° 4. — Mme G., enceinte de sept mois, est prise, vers 9 heures du soir, de convulsions éclamptiques très-violentes. — Nous administrâmes, avec le docteur Queirel, qui était auprès d'elle, un lavement de 10 grammes de chloral. La période comateuse de l'accès fut des plus graves ; à ce moment, la tension vasculaire devint si forte, et l'ataxie du cœur si complète, que, pendant plus d'une heure, la mort fut imminente.

Le caractère de cette ataxie était : choc énergique de la pointe, suivi de deux ou trois battements forts et d'arrêt de durée variable. Une saignée de 250 grammes et des sangsues aux apophyses, renouvelées plusieurs fois, amenèrent la détente et régularisèrent le cœur ; le coma cessa vers midi ; l'enfant était mort ; l'albumine diminua si rapidement que, quarante-huit heures après l'attaque, il n'y en avait plus que 1 gr. 20. L'examen microscopique du sang n'a pas été fait.

Chez cette malade, le foie examiné après l'attaque est manifestement augmenté de volume, surtout au niveau de la ligne axillaire, et il est partout douloureux à la pression et à la percussion.

Si nous dégageons les traits principaux de ces diverses observations : altération des urines, altération du sang, convulsions ou phénomènes précurseurs de l'attaque, nous serons conduits à classer l'éclampsie dans la catégorie des troubles de nutrition.

Cette conclusion paraît d'autant plus rigoureuse que l'attaque est subordonnée à l'albuminurie. Nous voulons bien admettre des différences individuelles ; mais, dans nos deux premières observations, où le dosage de l'albumine a été fait tous les jours, la céphalalgie s'est montrée lorsque l'urine contenait de 1 gr. 40 à 2 gr. d'albumine ; les douleurs dans les hypochondres et à l'épigastre, lorsqu'elle contenait de 2 à 3 gr.; puis les vomissements et les attaques, de 4 à 6 grammes.

Dans ces cas, l'urine renfermait, en outre, des produits abondants de désintégration incomplète des matières albuminoïdes ; probablement de la leucine et de la tyrosine, des urates en grand nombre, de la mucine, des matières colorantes.

Chez ces mêmes malades, l'examen microscopique du sang a été fait avec grand soin par le docteur Jacquème, au point de vue seulement de la forme et du volume des globules. Chez l'une, cet examen a été pratiqué 15 ou 20 jours après l'avortement ; c'est-à-dire un mois, au moins, après la mort de l'enfant et la disparition de l'albuminurie puerpérale. Chez l'autre, il a été fait pendant la période prodromique de l'attaque, qui a été conjurée pendant 35 jours par de petites doses de chloral prises toutes les deux ou quatre heures.

Chez ces deux malades, les hématies ne mesuraient que 3 à 5 millièmes de millimètre, au lieu de 7 indiqué comme diamètre normal par Robin. Les globules blancs mesuraient 10 à 12 millièmes de millimètre.

Ces femmes étaient toutes deux très-faibles ; l'une hydrémique, l'autre maigre, nerveuse et décolorée. Leurs hématies étaient insuffisantes moins par leur nombre que par leur volume.

On pourrait donc dire qu'il y avait chez elles une variété particulière d'anémie consistant surtout dans la transformation des hématies en véritables microcytes.

Cette altération des globules, qui, sans nul doute, doit être très-commune, réduit le champ de l'hématose au même titre que la déglobulisation du sang. Elle n'est, assurément, qu'un point de la lésion hématique qui provoque l'éclampsie et nous ne prétendons pas en faire la cause de la convulsion. — Nous pensons, au contraire, que ceux qui l'attribuent à l'urémie, à l'uricémie, à la cholestérinie, etc., ont eu, sans nul doute, de très-bonnes raisons. Peut-être même toutes ces influences causales sont-elles associées.

Ce que nous tenons à signaler seulement c'est que chez les deux malades que nous avons étudiées, les éléments figurés du sang étaient altérés dans leur volume, que toutes deux avaient le foie chroniquement congestionné et qu'elles avaient de plus de la lithiase biliaire. La dernière observée avec le docteur Queirel avait le foie gros et douloureux ; mais le sang et les selles n'ont pas été examinés. Il nous paraît donc bien naturel d'attribuer au trouble hépatique cette altération du sang, laquelle rend possible l'attaque d'éclampsie par la mise en jeu des réflexes viscéraux dont le fœtus *vivant* est la source incitatrice.

En est-il de même des autres albuminuries ? et la forme la plus grave, la maladie de Brigth ne serait-elle, au début, qu'une maladie du foie et non une maladie du rein ? C'est bien notre opinion.

Le docteur Johnson, une des plus grandes autorités sur les maladies des reins, dit, en parlant de la maladie de Brigth : « Elle est souvent associée à la diathèse goutteuse et on la rencontre communément chez les mangeurs et buveurs, paresseux ou dyspeptiques, chez lesquels les urines sont très-acides, très-colorées et déposent des urates en abondance. Après quelque temps, l'urine, qui avait été rare, devient abondante, pâle, peu dense, et contient de l'albumine et des cylindres granuleux. Dans ce cas, et ils sont très-nombreux, la lésion rénale est la conséquence de l'élimination prolongée de produits d'une digestion défectueuse ; le froid, les excès de table donnent le branle. »

Murchisson, dans son beau travail sur les maladies du foie, dont la traduction fidèle et savante a été faite par le docteur Cyr, donne des observations de malades sujets à des douleurs hépatiques très-vives, sans ictère, et suivies de production d'urates, d'acide urique et d'albumine dans les urines.

Nous pourrions ajouter bon nombre d'observations tendant à la démonstration du même fait.

Les analyses d'urine faites par le docteur Jacquème nous ont même permis de faire à cet effet les remarques suivantes :

1° Que beaucoup d'hépatiques deviennent albuminuriques ;

2° Que les moules de tubuli apparaissent très-facilement dans les urines ; qu'on peut en trouver dans des urines contenant peu et même point d'albumine ;

3° Qu'on peut observer des tubuli qui contiennent des globules sanguins sans qu'il y ait dans l'urine de l'albumine en dissolution ;

4° Que le moule de tubuli, *lorsqu'il n'est pas graisseux*, n'a pas une grande valeur au point de vue du
pronostic parce qu'il suffit d'un certain degré de
congestion produisant de l'œdème sous-muqueux
pour en amener la chute.

Dans la plupart de ces cas, la décongestion du foie
produit une guérison très-prompte ; il en a été ainsi
chez une de nos éclamptiques qui rendait en abondance des moules de tubuli et chez plusieurs albuminuriques.

Notre ami le professeur Livon a bien voulu examiner le sang d'une épileptique de notre service,
recueilli 6 heures après l'attaque. Ce sang, conservé
dans une solution sucrée et dans une solution de sulfate de soude, présentait dans les deux préparations la
même modification : hématies normales, globules
blancs plus petits ne mesurant que 8 à 10 millièmes
de millimètre.

Ces altérations, dans le diamètre des éléments
figurés du sang, ne sont, je le répète, qu'un point
bien limité de la question ; elles font supposer une
viciation profonde de ce liquide. Ce qu'il faut bien
noter seulement, c'est l'enchaînement et la subordination des phénomènes : Une fois l'altération du sang
produite par un trouble fonctionnel du foie, le système nerveux s'irrite à son contact et devient apte à
produire une attaque ; cette attaque sera de l'hystérie,
de l'hypochondrie, de la lypémanie, si l'irritation se
concentre sur les zones sensorielles ; de l'épilepsie ou
de l'éclampsie, si elle porte sur les zones motrices ; de
la manie, si elle porte sur les centres nerveux de la

volition ; car ce ne sont là que des formes décoordonnées de la sensation, du mouvement, de la volonté, et *l'unique différence qui nous paraisse exister entr'elles est toute dans le point d'application du poison*. Aussi ces diverses formes peuvent-elles se retrouver sur le même individu ou dans la même famille.

Une des dames éclamptiques dont nous avons cité l'observation est fille d'un goutteux et d'une rhumatisante hystérique. Une autre, menacée d'éclampsie, est fille d'un diabétique.

Une que nous observons en ce moment et qui, dès le début de sa grossesse a présenté de l'albumine dans ses urines, est fille d'un arthritique hypochondriaque et d'une tuberculeuse.

Une famille dont le père est mort diabétique et dont la mère a un catarrhe arthritique (si tant est qu'il y en ait d'une autre nature) et un caractère herpétique, compte une fille deux fois éclamptique, un fils épileptique, une fille hystérique, et tous trois, à leurs heures, sont quelque peu maniaques.

Une jeune fille fortement hystéro-hypochondriaque a un père arthritique et une mère goutteuse.

Une famille d'hystériques et de monomanes (deux enfants sont entrés plusieurs fois à l'Asile, un troisième a tenté plusieurs fois de se suicider) à qui nous avons longtemps donné des soins, dérivait d'une mère goutteuse et d'un père hypochondriaque, mort d'hépatite interstitielle provoquée par la lithiase biliaire.

Une femme hystérique et goutteuse a eu un fils hypochondriaque, l'autre épileptique.

Une jeune femme, fille de goutteux, jouissant d'une parfaite santé, devint hépatique, à la suite des mauvais traitements de son mari, puis albuminurique et éclamptique ; l'accouchement terminé, elle est restée hystérique.

Nous pourrions citer encore de très-nombreux exemples qui prouveraient, par la facilité de se succéder ou de se suppléer chez le même individu ou de se transmettre héréditairement en changeant de forme, que le rhumatisme, la goutte, le diabète, l'hypochondrie, la manie, l'hystérie, l'éclampsie l'épilepsie, etc., sont des états morbides identiques dans leur essence. Objectera-t-on qu'il y a des hystéries, des épilepsies, des éclampsies réflexes ? Nous en avons cité qui étaient dues à la présence de sable biliaire, cela n'est donc pas douteux ; mais ce qui ne l'est pas moins, c'est que tous les enfants font leurs dents ; que toutes les femmes ont un utérus : que beaucoup ont des calculs ou du sable biliaire ; — or, il y a comparativement peu de convulsions, peu de lypémanies, peu de vésanies, etc. — Il faut donc admettre pour ces cas une manière de sentir vicieuse de la substance nerveuse liée à une nutrition anormale et à une accumulation plus ou moins considérable du poison organique dans tel ou tel département du myclencéphale.

Cette interprétation conduit rigoureusement à admettre à côté de l'épilepsie, de l'hystérie, de la lypémanie, de la folie *réflexes* une épilepsie, une hystérie, une lypémanie, une folie *toxiques*, les unes et les autres également *guérissables* parce qu'elles ne dépendent pas d'une lésion de structure de la substance nerveuse. Aussi l'uricémique, lé cholestérémique, dont les facultés cérébrales se dérangent, n'est pas plus *fou* que l'homme qui a bu — comme lui, il est un *empoisonné* et pas davantage ! — pour le guérir, il faut éliminer le poison. — Or, on voudra bien reconnaître que les méthodes employées tendent à un résultat *diamétralement opposé*. — Il n'y a qu'un moyen, en effet, pour éliminer l'acide urique, la cholestérine, etc, qui encrassent les tissus, c'est d'ouvrir largement les voies cutanée, rénale et intestinale et de compléter les oxydations organiques par l'exercice poussé jusqu'à la sudation. — Au lieu de cela, comment traite-t-on ces malades qui, pour la plupart, sont *des agités* ? par la cellule, le bain, la camisole de force, les chevilières et les menottes ! ! et les établissements les plus *estimés* sont ceux qui possèdent la plus grande variété, le plus grand *choix* de ces engins de coercition !

De même que pour le cerveau, il y aura pour le cœur, comme *pour tous les viscères*, une folie réflexe, une folie toxique et une folie par lésion de texture. — On guérira la première en supprimant la cause de l'arc réflexe ; on guérira la seconde en supprimant le poison, — *et pas autrement*.

Or, quel est le langage que l'on tient à peu près *toujours* et *partout* à un goutteux, par exemple, qui se plaint de palpitations, d'arrêts du cœur et d'angoisse précordiale, avec ou sans étouffements ? (je suppose qu'il soit encore à la période toxique, *parfois fort longue*, et que la lésion organique ne soit que peu ou pas commencée).

On lui dit : Monsieur, vous avez deux maladies qui se *contrarient* ! l'une exige le repos et l'autre le mouvement ! et comme il est beaucoup plus impor-

tant de ne pas aggraver l'état du cœur que de guérir
la goutte, vous allez *ne plus faire d'exercice du
tout* ! — Viennent ensuite les prescriptions d'usage :
bromure de potassium, digitale, vésicatoires, etc.,
et le cœur d'ordinaire se dérégle de plus en plus.
Tandis que pour guérir ces troubles cardiaques,
comme pour guérir la folie toxique, dont nous venons
de parler, il faut *uniquement* éliminer le poison
organique contenu dans le sang, — et *l'exercice
poussé jusqu'à la sudation* est, je le répète, le
moyen le plus sûr et le plus prompt d'y arriver.

Nous en dirons autant de la folie toxique des autres
organes ; — ainsi, l'hystérie (que nous avons dit
dépendre bien souvent de la lithiase biliaire), la folie
génitale, la fureur utérine, etc., etc., ne seront, dans
d'autres cas, que des accidents uricémiques.

Au sujet de la splénotomie que nous avons pratiquée en 1880 et dont nous avons présenté l'observation à la Société de Médecine, nous avons émis l'idée
de la dépendance de l'hypertrophie splénique à un
état hépatique.

On ne comptait dans le dossier étiologique du malade ni impaludisme, ni syphilis. Il nous paraissait
donc naturel d'admettre que, dans un organe dont les
rapports vasculaires avec le foie sont si intimes et la
subordination physiologique si immédiate, l'état
congestif du foie et l'altération des matériaux de
nutrition qui en est la conséquence ait marqué le
début de ce trouble trophique.

Chez ce malade on observait la double altération
bien connue des éléments figurés du sang, consistant
dans la multiplication des leucocytes et l'état crénelé
des hématies.

Il importerait de rechercher si la même lésion globulaire se retrouve dans l'adénie.

Hayem a signalé chez certains anémiques de très-petites hématies dont le diamètre descendait jusqu'à 2,2 millièmes de millimètres, et, en même temps des globules géants atteignant jusqu'à 12 et même 14 millièmes de millimètre.

Malassez a également décrit, dans l'empoisonnement par le plomb, une augmentation de volume des hématies qui atteignent 9 millièmes de millimètre.

Dans l'état actuel de nos connaissances, on ne saurait dire tous les états complexes qui peuvent résulter de cette altération dans le nombre, le volume, la forme, la consistance des éléments figurés du sang. Les plus simples à concevoir sont les troubles mécaniques de circulation.

On a vu, en effet, dans certaines leucémies, dans divers états hydrémiques, les leucocytes acquérir parfois un volume énorme, jusqu'à 18 millièmes de millimètre, ce qui peut bien rendre compte, ce me semble, de certains œdèmes circonscrits ou généralisés, de certaines hydropisies des séreuses.

Dans son *Traité clinique et expérimental des embolies capillaires*, Feltz a démontré que l'embolie capillaire, très-fréquente dans un grand nombre de maladies, peut souvent être attribuée aux globules blancs du sang qui, en raison de leur grande viscosité et de leur volume parfois énorme, peuvent s'arrêter dans les capillaires et en déterminer l'obstruction. Ces embolies capillaires sont souvent cause d'hémorrhagie interstitielle, parce que la tension artérielle, dans les collatérales du vaisseau obstrué se trouve instantanément augmentée, et comme cette altération du sang porte un trouble plus ou moins profond dans la nutrition générale, si l'élasticité du vaisseau est compromise (*Dégénérescence graisseuse des capillaires*, Feltz), on conçoit qu'il se déchire là où la pression s'exagère.

Cette altération globulaire a, en outre, pour résultat direct : l'imperfection dans le transport de l'oxygène, le ralentissement ou la perversion des combustions et, par suite, la production de déchets insolubles, la rupture d'équilibre des deux courants d'assimilation et de désassimilation, qui, pour l'entretien de la vie, doivent être corrélatifs, ainsi que l'ont surabondamment démontré les travaux de Robin et Verdeil.

Mais, indépendamment de ces effets anormaux et, jusqu'à un certain point prévus, il en est d'autres dont on ne saurait, pour le moment du moins, mesurer l'étendue ; ce sont les troubles trophiques, que va provoquer l'hémoglobine provenant d'hématies malades. Ces troubles devront être bien profonds si, comme l'ont pensé Bizozero, Virchow et Ranvier, le globule sanguin est une des phases évolutives par laquelle passe toute ou presque toute la matière destinée aux formations cellulaires, aux éléments actifs de l'organisme.

Un fait prouve que la plasmine du sang vient de l'hémoglobine, un autre fait prouve que le foie agit sur cette plasmine.

La propriété que présente, en effet, le sang de la veine splénique de former trois ou quatre caillots successifs, rapproché du fait normal de physiologie de la destruction des hématies dans la rate est une bonne raison pour admettre que la plasmine du sang provient de l'hémoglobine.

La disparition de cette propriété de former trois ou quatre caillots dans le sang des veines sus-hépatiques est une raison non moins bonne pour admettre que le foie a agi sur la plasmine.

Ces deux observations prouvent que l'action du foie n'est pas limitée aux matériaux d'absorption intestinale, mais qu'il exerce aussi une action importante sur les matériaux qui dérivent de la destruction des globules et qui vont servir, probablement en totalité, à la nutrition des tissus.

On conçoit, dès lors, que le trouble hépatique qui altère ou suspend son influence sur la plasmine pourra créer ce qu'on appelle l'état d'inopexie, c'est-à-dire, la propriété, pour le sang, de se coaguler spontanément pendant la vie, et dans les vaisseaux qui n'ont pas perdu le poli de leur endothélium. De là ces caillots migrateurs, qui seront la source de phénomènes divers, suivant leur lieu d'origine, et qui pourront entraîner soit la mort, soit des œdèmes, des ramollissements, etc.

A un degré moindre, si la plasmine, qui provient surtout de la rate, est, d'une manière continue, insuffisamment détruite par le foie et incomplètement transformée en une substance dont nous ignorons la nature mais qui a évidemment perdu les propriétés coagulantes qu'elle a dans le sang de la veine splénique, ne peut-on pas admettre que l'accumulation de cette substance dans le sang va produire le rhumatisme, et, nous dirons mieux, *l'arthritis* avec tout son cortège symptomatique si complexe.

L'intensité, en effet, de cet état morbide dépend de la proportion de plasmine qui n'est pas transformée en urée, et ses formes nous paraissent surtout dues au degré de transformation intermédiaire auquel est arrivée la plasmine et dont les termes les mieux connus sont, d'une part, une fibrine altérée, l'acide urique, les urates, et, d'autre part l'inosite, qui dérive aussi de la plasmine, ainsi que l'a établi Claude Bernard, et ne diffère du glycose que par quatre équivalents d'eau. Il faut, croyons-nous, faire intervenir une autre considération pour expliquer les modalités nombreuses et diverses de ces états morbides, c'est la localisation du poison, du produit incomplètement oxydé. Il se passe là un phénomène analogue à celui observé, par exemple, dans la rage.

Pendant longtemps on a cru que la rage mue et la rage furieuse étaient irréductibles ; Pasteur a démontré expérimentalement que ces variétés de forme dépendent uniquement du lieu où s'emmagasine le virus.

De même, pour la goutte et le rhumatisme, on a écrit de longs volumes pour démontrer leurs différences et même leur incompatibilité ! Plus tard, Noël Guéneau du Mussy professa que « des différences bien tranchées séparent la goutte et le rhumatisme dans leurs formes typiques ; mais ceux-là même qui s'appuyent sur ces différences pour en faire deux maladies essentiellement distinctes sont forcés d'avouer qu'il y a certain cas où cette distinction est difficile : On rencontre des nuances intermédiaires dont il n'est pas toujours aisé de déterminer la place dans le cadre nosologique ; et suivant qu'on considère leurs caractères objectifs ou le terrain constitutionnel sur lequel elles ont germé, on peut hésiter à les attribuer à l'une ou à l'autre de ces affections qui présentent à la fois des dissidences si profondes et des affinités si nombreuses. » Cette citation marque la tendance qui s'accuse encore davantage dans les leçons de Pidoux qui regarde la goutte et le rhumatisme comme deux branches émanées d'un même tronc. »

Des recherches plus précises ont montré que la goutte n'est qu'un accident *uricémique* dont la cause n'est point dans le rein. Garrod a montré que le sang des goutteux est chargé d'acide urique et d'urates et que leurs tophus sont formés, en majeure partie, d'urate de soude.

La goutte et le rhumatisme appartiennent donc bien à des troubles trophiques de même ordre séparés uniquement par des degrés d'oxydation des peptones et de leurs dérivés mal élaborés par le foie.

Le sucre du diabétique provenant, en majeure partie du moins, de l'inosite et l'inosite dérivant de la créatinime, par dédoublement, à côté de la goutte nous placerons le diabète.

Le rhumatisme, donc, la goutte et le diabète résulteraient d'un trouble fonctionnel du foie consistant :

1° Dans l'élaboration insuffisante des matériaux d'absorption intestinale qui vont servir à la formation des globules ;

2° Dans l'élaboration insuffisante de la plasmine qui doit servir à la formation des tissus ;

3° Dans l'élaboration insuffisante des déchets organiques qui reçoivent dans le foie une dernière opération rétrograde qui prépare leur élimination.

Il y a à cette interprétation des objections dont nous ne nous dissimulons pas la portée, mais ce que nous tenons à faire observer c'est que nous n'avons pas vu encore un seul diabétique ou arthritique qui n'eût de la congestion chronique du foie et inversement, par un seul malade atteint de congestion chronique du foie qui ne fût, à un degré quelconque, arthritique ou diabétique. Nous avons même observé plusieurs fois le fait suivant confirmé par des analyses d'urine très-exactes ; c'est la disparition des manifestations arthritiques cédant le terrain à des manifestations diabétiques.

Nous traitons actuellement un arthritique dont les urines contenaient un abondant dépôt d'acide urique il y a six mois et qui, aujourd'hui, contiennent du sucre, c'est la confirmation clinique de la découverte de Claude Bernard, qui a démontré expérimentalement que la majeure partie du sucre des diabétiques provient du dédoublement des matières azotées. Cette donnée a conduit graduellement à rattacher à deux causes les variétés morbides de ce trouble trophique et l'on admet aujourd'hui le diabète arthritique et le diabète nerveux.

Nous ne nierons pas qu'une tumeur, une irritation, une lésion circonscrite agissant sur le 4me ventricule à l'égal de la mémorable piqûre faite en 1849, ne puisse produire le diabète nerveux ; faisons observer, toutefois, que la piqûre diabétique ne produit ses effets qu'après avoir déterminé de la congestion hépatique par dilatation paralytique des vaisseaux. Mais si nous admettons un diabète nerveux *essentiel*, nous pensons, qu'en bonne logique, on doit exclure de cette catégorie le diabète réflexe. La mise en jeu de l'arc réflexe n'est, en effet, qu'un résultat, et ce sera la cause de l'arc réflexe qui sera cause du diabète.

Nous dirons volontiers que, dans ce cas, le diabète, pas plus que l'éclampsie, n'est une maladie nerveuse.

Le diabète n'est pas davantage, croyons-nous, une maladie arthritique, mais il dépend, comme l'arthritis, d'un trouble fonctionnel du foie, dont ils sont tous deux le résultat connexe, et leur coexistence, leur association ou leur succession chez le même sujet ou dans des générations successives vient de ce qu'il y a pour tous deux une cause unique et commune, variant toutefois fort peu, soit dans son mode d'action, soit dans son intensité.

Ce passage s'observe, à notre avis, chez les arthritiques qui ont un certain degré d'obésité et qui présentent les manifestations viscérales de leur diathèse plutôt que les manifestations articulaires, musculaires, vasculaires même ou nerveuses. Quelques-uns ont parfois une fort bonne apparence qu'ils conservent même avec 50 ou 70 grammes de sucre..

L'émoussement de leur sensibilité (résultat du trouble trophique) les rend bienveillants d'ordinaire et d'un commerce agréable ; le timbre de leur voix exprime de la douceur et de la faiblesse et permet souvent, à lui seul, de diagnostiquer la maladie.

C'est chez ces arthritiques, qui sont devenus ou qui vont devenir diabétiques, que l'on observe surtout les dégénérescences graisseuses ou amyloïdes des viscères : foie, prostate, cœur — et même du cristallin — ces malades ont, en effet, une prédisposition exceptionnelle à la cataracte. Et ce qui prouve bien l'origine hépatique de la cataracte, c'est qu'elle nous montre les fibres cristalliniennes infiltrées de graisse et pénétrées de cristaux de cholestérine. La cataracte appartient donc au groupe arthritique et non pas aux manifestations diabétiques.

Les raisons qui nous paraissent justifier cette interprétation qui fait dériver l'arthritis et le diabète de deux lésions hépatiques très-voisines et susceptibles de passer de l'une à l'autre, en commençant d'ordinaire par celle qui produisent l'arthritis, reposent sur des faits nombreux. Tous les diabétiques, en effet, que nous avons examinés, étaient des arthritiques ; tous avaient le foie manifestement augmenté de volume et plusieurs rendaient du sable dans les selles ; aucun n'a été amélioré ou guéri que par la décongestion du foie ; d'une manière générale, l'analyse des urines a révélé chez tous une sorte d'antagonisme entre les proportions respectives d'urée ou d'acide urique et de glycose, et, lorsque la proportion de glycose baisse en même temps que celle d'urée et d'acide urique, nous avons remarqué que ce signe est grave ; car il est le précurseur de l'albuminurie. C'est pourquoi nous regardons le régime miahlien rigoureux comme propre à hâter, dans la plupart des cas, la période consomptive, parce qu'il sature l'organisme de matériaux qu'il élabore mal et le prive des seuls aliments qui pourraient encore servir à sa réparation insuffisante et défectueuse. Avec les aliments azotés qu'on lui prodigue, l'organisme continue à donner du sucre et, si sa proportion diminue, c'est souvent en suivant une marche parallèle à la dénutrition protéique, qui se traduit par l'apparition de l'albumine dans les urines, prélude de la cachexie. Et alors, si le malade succombe, il meurt, à coup sûr, guéri du diabète ou notablement amélioré ; il n'a plus que 2, 6, 10 grammes de sucre au lieu de 60, au lieu de 180, et la statistique consciencieuse inscrit ce résultat dans la colonne des succès !

Un exemple des plus instructifs pour nous a été celui d'un malade de 58 ans, traité longtemps dans une de nos Facultês par deux hommes dont personne ne conteste la haute compétence. Ce malade fut renvoyé dans sa famille pour y mourir dans un mois ou deux, au plus.

Malgré l'affirmation de cette mort prochaine, le régime n'avait rien perdu de sa rigueur, *au contraire !* Le sucre baissait et le malade aussi ! J'accordai à ce malheureux toutes les consolations stomacales dont il avait un immense besoin; sans me préoccuper du sucre, il mangea du pain, du melon, des fruits. Lorsque la nutrition, se faisant un peu mieux, le malade eut repris quelques forces, je m'appliquai à décongestionner son foie; il y eut comme une résurrection; si bien que cet homme condamné à mourir dans deux mois, se porte, depuis plus de sept ans, fort convenablement.

Trois autres observations de relèvement prompt de malades en cachexie diabétique avancée avec albuminurie, diminution du glycose et de l'urée obtenu uniquement par le renoncement au régime miàhlien et la décongestion du foie ont fait naître chez nous cette conviction qu'il y a bien moins à se préoccuper des aliments qu'on fera *ingérer* au malade que de la manière dont on les lui fera *digérer*.

Nous en dirons autant du traitement de la goutte par le régime hydro-carboné rigoureux, dont les résultats sont aujourd'hui jugés.

Le premier effet de la congestion chronique du foie est donc d'altérer le sang en l'encombrant de produits azotés trop abondants ou insuffisamment solubles, qui ne tardent pas à troubler la nutrition générale et, par suite, les fonctions.

Pendant longtemps, parfois, l'organisme surexcité semble avoir comme une surabondance de vigueur et d'activité, des impulsions au mouvement parfois irrésistibles ; le sommeil devient mauvais ou se perd aussi complètement que l'uricémique passe facilement une, deux, quatre, six semaines sans dormir. Tantôt il conserve un calme, au moins apparent, mais, plus souvent, il devient irrascible, et cet état atteignant le paroxisme peut le conduire à la violence et le pousser même au délire furieux.

En présence de tels effets, on conçoit l'idée qui est venue à l'esprit d'observateurs du plus grand mérite de désigner cet état diathésique du nom de *maladie de force*, désignation impropre, à notre avis, pour plusieurs raisons : 1° parce que cet état résulte d'un empoisonnement de l'organisme par des matérieux déviés de leur évolution normale ou arrêtés dans une phase intermédiaire, et 2° parce que cette prétendue *maladie de force*, n'étant, en somme, qu'un trouble trophique, devient facilement *maladie de faiblesse*, soit en tendant la main à une autre diathèse, soit, bien plutôt, par l'aggravation du trouble nutritif. Le diabète et l'arthritis ne sont pas, en effet, d'après nous, les seuls résultats des troubles trophiques que produit la congestion chronique du foie.

Guéneau de Mussy, dans les *Archives de médeçine* de 1864, Pidoux, dans le *Bulletin de l'Académie* de 1868, Peter, dans ses leçons cliniques, soutiennent l'antagonisme entre l'arthritis et la tuberculose *(disons scrofule pour éviter toute confusion)*.

Pollok, de Londres, Landouzy et Bouchard les croient intimement associés. — Nous nous rangeons complètement à cette opinion.

Il n'existe, croyons-nous, d'antagonisme entre aucune diathèse ; toutes (*si tant est qu'il y en ait plusieurs*), tendent à tuer l'élément vivant, et, dans cette œuvre de destruction, elles s'associent admirablement ou plutôt elles se superposent et ce qui a été fait par la première n'est plus à faire par celle qui la suit.

Mais y a-t-il réellement plusieurs diathèses ? et cette succession, cette superposition d'états morbides, distincts en apparence, n'est elle pas bien plutôt *un simple degré dans la manière de mourir des éléments cellulaires ?*

Une arthrite rhumatismale devient tumeur blanche ; que s'est-il donc passé ? Un peu de graisse s'est déposée dans les chondroplastes et autres éléments cellulaires ! Faut-il pour cela que l'arthritis se retire cédant la place à une autre diathèse ? Il me semble plus simple et plus logique d'admettre que la dégénérescence granulo-protéique et granulo-graisseuse ne sont que des altérations trophiques, des formes morbides peu éloignées, et que le passage de l'une à l'autre est possible.

Les calculs vésicaux ne prouvent-ils pas, tous les jours, par leurs éloquentes couches concentriques, la succession, l'alternance plusieurs fois répétée, parfois dans une courte période, de la gravelle urique et de la phosphaturie ?

Dira-t-on que le sujet a été d'abord en puissance de la scrofule, puis de l'arthritis, puis de la scrofule, puis de l'arthritis et que ces deux états diathésiques se faisaient ainsi des politesses aux dépens de leur victime ?

Pour moi, je trouve plus conforme à l'observation et je n'hésite par conséquent pas à admettre que ces deux états ne sont que des *degrés* d'un trouble trophique de même ordre, et qu'il n'est nullement besoin, pour les expliquer, de faire intervenir deux diathèses.

La physiologie nous apprend, en effet, le rôle important des phosphates dans l'assimilation des principes azotés, et dans les fonctions cellulaires. Il paraît donc bien naturel, il paraît même facile de prévoir que l'organisme se débarrassera de *ces principes minéraux non utilisés* dès l'instant que l'assimilation azotée sera en baisse, et que, par conséquent, la dénutrition minérale suivra et sera le complément de la dénutrition protéique.

Tous les malades, en effet, qui présentaient un excès de phosphates dans les urines, nous les avons trouvés avec un système musculaire appauvri, une vessie faible, un cœur mou, et si, dans le nombre, quelques uns ont augmenté en poids, c'est que la graisse, l'eau, les éléments blancs prévalaient sur les éléments rouges.

Cette prépondérance qu'acquièrent *constamment* chez les arthritiques, *à une période avancée*, les tissus blancs sur les tissus rouges, s'explique par l'élaboration insuffisante des matériaux de nutrition qui deviennent dès lors inaptes à produire les formes les plus parfaites de l'organisation et s'arrêtent à des formes inférieures et moins compliquées.

A mesure que les tissus blancs prédominent, que le leucocyte prend la place et usurpe les fonctions de l'hématie, le sang, riche en acide urique chez les arthritiques, devient riche en urates, sa salinité en chlorures et en phosphates diminue et la scrofule a remplacé l'arthritis sans qu'il soit nécessaire de faire intervenir un autre facteur que l'aggravation du trouble trophique primitif.

Pour arriver à ces phases ultimes il faut un temps variable avec le sujet et ses conditions d'existence.

D'une façon générale, l'homme devient phosphaturique en vieillissant, c'est pourquoi les enfants des vieillards, issus de germes affaiblis et d'une salinité insuffisante et anormale, sont aptes à présenter les formes graves de la scrofule (scrofulides ganglionnaire, osseuse, viscérale).

Tantôt plusieurs générations seront nécessaires, tantôt le même sujet né arthritique pourra mourir scrofuleux.

Nous pourrions citer le fils d'une femme emportée par de l'athérome artériel et d'un père atteint de goutte atonique, mort scrofuleux et tuberculeux.

Un arthritique et une femme atteinte de lithiase biliaire dont tous les enfants sont scrofuleux à des degrés divers, et dont deux sont morts tuberculeux.

Deux enfants scrofuleux issus d'une arthritique et d'un diabétique.

Nous pourrions citer encore une observation prise avec toute la rigueur désirable et qui marque bien le passage de la consomption arthritique à la consomption scrofuleuse : C'est celle d'un homme de 45 ans, fils d'une mère goutteuse et d'un père mort de consomption arthritique avec de la lithiase biliaire. Ce malade garde pendant huit ans une trachéo-bronchite arthritique et quelques douleurs rhumatismales ; son

foie mesure 0,16 au niveau de la ligne axillaire ;
taches hépatiques sur le corps ; crises de coliques
hépatiques ; urines chargées d'acide urique et d'abondants dépôts d'urates ; grande activité nerveuse et
musculaire ; état passionnel constant. L'amaigrissement commence par le tissu musculaire dont l'énergie
dynamométrique décroît rapidement ; puis les tissus
se décolorent, la leucocytose progresse, la suractivité
nerveuse est remplacée par de l'apathie et du découragement—les urines ne contiennent plus que 11 gr.
d'urée, 0,60 d'acide urique ; mais, en revanche, elles
contiennent 8 gr. de chlorures et 3,75 de phosphates.
Une dernière analyse n'a plus donné que 9 gr. d'urée,
9 gr. de chlorures et 4,25 de phosphates ; le foie a
actuellement des dimensions à peu près normales.
(Nous avons toujours observé, en effet, que sa congestion chronique suit une marche parallèle au trouble de nutrition protéique).

Une autre observation non moins concluante est
celle d'un homme de 68 ans, que nous venons d'opé-
rer d'un énorme calcul phosphatique. Ce malade est
depuis peu diabétique avec double cataracte commençante et depuis l'âge de 25 ans, il avait des douleurs, des névralgies rhumatismales, des dépôts
abondants d'acide urique dans les urines et, à plusieurs reprises, des arthritides rebelles.

L'hypertrophie congestive du foie offre ceci à
noter c'est que très-considérable pendant toute la
période arthritique (rhumatisme, goutte, diabète),
elle peut diminuer et même disparaître, soit chez un
même sujet, soit chez ses descendants, par réduction du travail de cet organe, lorsque les tissus

blancs l'ont emporté sur les tissus rouges et que la scrofule est confirmée. Aussi, bien que le scrofuleux présente un trouble trophique plus profond, plus avancé que l'arthritique, le foie offre cependant chez lui des dimensions plus normales.

Ainsi donc, l'observation prouve que sans intervention d'un état constitutionnel nouveau, par le fait seul de l'aggravation d'un trouble trophique primitif, on passe de l'uricémie à la phosphaturie — et de là à la scrofule confirmée il n'y a qu'un pas.

Cette interprétation, qui fait de la phtisie (disons plutôt de la scrofule) un trouble trophique, n'est autre que celle d'Amédée Latour, développée en 1874 par Pidoux qui, dans ses « Etudes générales et pratiques sur la phtisie » fait dériver cet état diathésique d'un trouble de nutrition. « Elle descend, dit-il, d'autres maladies chroniques capitales, donc elle n'est pas une maladie chronique qui commence, *mais une maladie qui finit*, et cette hérédité a des sources multiples. Il est certain qu'un grand nombre de maladies chroniques, diverses dans leur origine, finissent par conduire l'organisme à la tuberculisation. Aussi, cette dégénérescence ultime n'est pas toujours héréditaire en ligne directe. »

Cette opinion tend manifestement à se généraliser aujourd'hui et elle a trouvé particulièrement dans Fonssagrives, Charcot, Pelletan, des vulgarisateurs éclairés. Tous lui attribuent pour cause une sorte « d'aberration, de déviation des lois de la nutrition normale. » Cette interprétation subsiste quelle que soit l'opinion que l'on adopte sur la nature de cet état

morbide, soit que l'on admette, avec Laënnec, l'unité
de la phtisie, soit que, avec Virchow et les anatomo-
pathologistes allemands, on en sépare la variété la
plus commune et la plus fréquemment mortelle, la
tuberculose, pour en faire une entité morbide dis-
tincte, sous le nom de dégénérescence ou inflammation caséeuse, soit enfin qu'on adopte la théorie para-
sitaire.

Cette dernière doctrine, pressentie depuis les
recherches expérimentales de Villemin en 1864,
séduisante par bien des côtés, parce qu'elle explique
la plupart des faits, vient de recevoir sa consécra-
tion, on pourrait dire décisive. Kock, de Berlin, est
parvenu à démontrer au centre de la cellule géante
un bacillus spécial.

Ce microbe isolé et cultivé a produit constamment
le *tubercule* dans les tissus où il a été inoculé. Dans
cette théorie, le tubercule ne résulte donc pas *directement* d'un trouble trophique, mais il le suppose,
car toute germination exige non-seulement un *germe*
mais aussi un *terrain* et des *conditions*. C'est l'importante question des *assolements*, c'est-à-dire des
terrains organiques où les éléments hystologiques
normaux ou pathologiques doivent trouver les matériaux de leur nutrition.

Or, ce terrain et ces conditions sont fournis surtout
par la détérioration lente que subit l'organisme pendant la période préparatoire de la tuberculose, carac-
térisée par des signes évidents d'assimilation défectueuse et de sanguification insuffisante, fonctions
auxquelles le foie prend une part si active qu'on peut
les dire immédiatement sous sa dépendance.

Il en serait de même de la syphilis dont la bactérie

isolée et cultivée par Martineau a donné la vérole aux animaux inoculés, et de toutes les maladies virulentes ou infectieuses dont le microbe est ou sera découvert.

Cette interprétation du tubercule nous conduirait à envisager la *phtisie* comme un état consomptif lié, soit à un trouble de nutrition protéique, soit à un trouble de nutrition minérale, lequel, dans notre opinion, ne serait qu'un résultat du trouble trophique précédent (tout élément vivant étant azoté, toute perversion de nutrition commençant par l'altération des principes immédiats protéiques) ; et le tubercule comme le résultat du développement d'un parasite, semblable à la gale de l'écorce, des feuilles et des fruits de certains végétaux.

Ainsi nous aurions *une phtisie ou consomption arthritique* comprenant :

1° Une phtisie ou consomption rhumatismale ;

2° Une phtisie ou consomption goutteuse ;

3° Une phtisie ou consomption lithiasique ;

4° Une phtisie ou consomption diabétique.

Une phtisie ou consomption scrofuleuse et une *tuberculisation* correspondante à ces deux *phtisies*. En faisant observer toutefois que le terrain préparé par la scrofule est le plus apte au développement et à la pullulation du bacillus tuberculeux, qui réclame peut-être un milieu moins acide que celui offert par l'arthritique.

Pour expliquer cet enchaînement, cette succession d'états morbides et le passage si fréquent de la maladie de force à la maladie de faiblesse, de l'arthritis à la scrofule, il suffit d'invoquer l'hérédité pour certains cas, et, pour les autres, d'ajouter au trouble trophique du foie certaines conditions de milieu.

L'hérédité transmet des modifications organiques, même acquises, et lorsqu'elles existent chez les deux ascendants., *ces modifications s'ajoutent en se transmettant aux enfants, surtout si elles sont vicieuses,* Ce fait important a été bien établi par Flourens et il trouve tous les jours sa confirmation dans la pratique. — Tous les jours, en effet, nous voyons des enfants excessivement scrofuleux dériver de parents qui le sont l'un et l'autre à un faible degré. Mais, bien plus, des parents arthritiques, issus d'arthritiques, et dont le trouble trophique aura été assez accusé pour faire prévaloir les tissus blancs, auront des enfants scrofuleux. Nous avons plusieurs observations de ce genre bien positives et bien probantes ; et il n'est pas de praticien qui, sans chercher beaucoup dans ses souvenirs, ne puisse en rappeler bien des exemples. Même résultat pour tous ceux qui transmettent des germes affaiblis à un certain degré ; leurs enfants sont scrofuleux.

Le tubercule se transmet-il de même ? C'est au microscope de dire si l'ovule ou le spermatozoïde de l'homme sont susceptibles comme ceux du ver à soie de devenir corpusculeux. On pourrait dire dores et déjà que cette transmission par les germes fécondants doit être possible, au moins dans quelques cas, puisque la transmission de la bactérie syphilitique se fait facilement par cette voie.

Mais, ce qui n'est pas douteux, c'est que les parents transmettent le terrain c'est-à-dire un sang chargé d'urates et, avec lui, l'aptitude et la tendance. C'est pourquoi, même dans ces cas de scrofule héréditaire qui sont les plus graves, la nutrition, c'est-à-dire la fonction hépatique, a encore une influence souvent

décisive pour empêcher la phtisie, c'est-à-dire la période consomptive, et créer, par suite, des conditions moins bonnes pour le microbe tuberculeux.
C'est ainsi que, dans des familles dévastées par la
phtisie scrofuleuse et le tubercule, s'il est des enfants
qui survivent, ce sont ceux qui, grâce à un foie plus
normal, ont une nutrition meilleure, plus de mouvement, plus d'expansion joyeuse. Et ceux là survivent souvent en dépit d'excès de tout genre aux-
quels les prédispose une sorte de nervosisme génital.
Lorsque le foie, au contraire, reste gros, ces malades
vont fatalement à la mort malgré les conditions
hygiéniques les plus recherchées. Leurs poumons,
gênés dans leur nutrition par un sang altéré et par un
trouble vaso-moteur réflexe, gênés mécaniquement
par la compression, ne tardent pas à subir soit l'invasion tuberculeuse, soit l'inflammation chronique qui
aboutira tantôt à l'induration et à la sclérose, tantôt
à la fonte purulente en présentant, dans ces deux
modes de terminaison, la similitude la plus frappante
avec la tuberculisation pulmonaire.

Dans les cas où la scrofule se développe chez un
sujet dont le trouble hépatique est peu intense, et où
elle résulte surtout de mauvaises conditions hygiéniques : manque de nourriture, d'aération, de soleil et
de mouvement, la suppression de ces causes pertur-
batrices de la nutrition suffira pour prévenir le développement de l'état cachectique. En un mot : le foie
fonctionnant bien, la dystrophie cessera dès l'instant
que les causes accidentelles qui l'avaient produite
auront elles mêmes cessé d'agir; au contraire, le foie
fonctionnant mal, la phtisie ou consomption arthritique, la phtisie ou consomption scrofuleuse s'aggra-

veront quoiqu'on fasse pour rendre meilleures les conditions extérieures, tant qu'on ne se sera pas attaché à corriger le trouble hépatique, cause première et presque toujours unique de la dystrophie constitutionnelle.

Et, en effet, Trousseau disait avec raison : « admettons pour un instant que la présence de l'acide urique soit la cause essentielle de la goutte : comment expliquer alors que, sur cent individus placés dans les mêmes conditions hygiéniques, vivant absolument de la même manière, se nourrissant des même aliments, un seul aura la goutte ? Comment ce genre de vie, ce mode d'alimentation favorable, à la production exagérée de l'acide urique et dés urates et à leur accumulation dans certaines parties de l'organisme n'auraient-ils pas amené cette diathèse urique sur quatre-vingt-dix-neuf d'entre eux, tandis qu'ils l'auront produite chez le centième ? Comment expliquer, qu'à côté d'individus menant une vie oisive, adonnés aux plaisirs de la table, péchant contre toutes les lois de l'hygiène, et dont pas un ne sera goutteux, on en verra d'autres le devenir, bien qu'ils aient mené constamment une existence des plus actives, et qu'ils aient toujours gardé la plus grande sobriété ? Où chercher la raison de ces différences, si ce n'est, je le répéte, dans leur *idiosyncrasie*, dans une prédisposition organique individuelle et toute particulière ? C'est cette prédisposition que nous appellerons la diathèse goutteuse. »

Trousseau a posé la question, nous espérons y avoir répondu. C'est dans l'idiosyncrasie, dans une prédisposition organique qu'il faut rechercher la cause des maladies; et il en est tellement ainsi que la proportion que l'on pourrait établir entre les maladies de cause interne et celles dérivant accidentellement et immédiatement du milieu, quelque forte qu'elle pût être, ne nous paraîtrait pas exagérée.

Mais qu'est ce donc que cette *idiosyncrasie* ? C'est une manière anormale de fonctionner de la cellule vivante ; et, comme nous l'avons dit, la fonction résulte de la structure, la structure de la composition chimique, la composition chimique de la cellule résulte du plasma, et le plasma, du foie (sur lequel agissent, pour en troubler les fonctions, les influences héréditaires, les influences de milieu excessives et les influences psychiques). Une composition chimique et une structure étant données, les phénomènes osmotiques, catalytiques et organiques de la cellule vivante suivront les lois de la physico-chimie. C'est donc bien dans le foie que se prépare la lésion moléculaire qui fera l'idiosyncrasie, la prédisposition organique.

Et, nous le répétons, c'est toujous par un trouble protéique que commence toute lésion trophique, parce que l'élément quaternaire est l'élément essentiel de toute cellule vivante, les principes minéraux n'étant appelés à participer à l'organisation que dans la mesure nécessaire à la nutrition et au fonctionnement des principes azotés.

Il y aurait donc un trouble de nutrition protéique primitif constant et un trouble minéral correspondant, qui, avec les maladies parasitaires, tiendraient sous leur dépendance *toutes les manifestations morbides de l'organisme :* lésions du sang, lésions de la peau et des muqueuses, lésions des tissus cellulaire, vasculaire, nerveux, musculaire, osseux, lésions des viscères.

Une fois les éléments figurés altérés, ils deviennent à leur tour, cause seconde de troubles trophiques ou fonctionnels les plus variés; troubles qui seront toujours graves, et, souvent *incurables*. Ce sont ces troubles secondaires et souvent ultimes que la *Médecine anatomo-pathologique* attend pour mettre une étiquette sur le malade et commencer un traitement. Ces troubles tardifs de nutrition correspondront encore à l'altération des diverses fonctions physiologiques du foie. — Ainsi nous avons dit que le foie règle la transformation des féculents en graisses ; il sera donc la cause de l'amaigrissement aussi bien que de la polysarcie, de la poussivité précoce.

Nous avons énuméré quelques unes seulement des manifestations morbides qui peuvent résulter directement de l'altération dans la forme et le volume des globules sanguins et quelques uns des troubles fonctionnels que peut provoquer, sur le système nerveux, le plasma altéré.

Le premier effet dont nous avons parlé est l'impulsion au mouvement, cette impulsion résulte de l'accroissement de l'action nerveuse produite par l'accumulation de principes azotés impropres dans le sang, ainsi que l'ont démontré les travaux de Carpenter, de Liebig et de Flint. C'est l'énergie nerveuse, en effet, qui produit la contraction musculaire; mais, lorsqu'il y a suractivité du myélencéphale, comme cela s'observe dans la dyscrasie urique, il y a, non seulement excès dans les actions musculaires, mais encore excès de production de cholestérine, qui, d'après les recherches de Flint, se formerait, en presque totalité dans le tissu nerveux où le sang la recueille pour l'éliminer par les voies biliaires. Si cette élimination se fait bien, elle fournira les matériaux du sable ou des calculs biliaires et sa précipitation sera d'autant plus rapide et abondante que la bile aura plus perdu de son alcalinité; si elle se fait mal, elle produira la cholestérémie, variété d'intoxication dont le trouble hépatique sera encore la cause première.

Cette impulsion au mouvement développe le système musculaire et le muscle cardiaque, en particulier, dont le ventricule gauche est manifestement plus puissant chez les arthritiques au début. Elle est en même temps le correctif que réclame l'organisme pour se débarrasser de l'agent qui le trouble. Le mouvement, en effet, en élevant la température oxyde et rend solubles les matériaux qui encrassent les tissus; en élevant la tension vasculaire, il ouvre les voies rénale, hépatique et cutanée, et, par cette double action, il concourt activement à l'élimination des déchets.

Si le trouble trophique dépendant du foie est aggravé par l'insuffisance du mouvement, apparaîtront bientôt des altérations dans tous les produits de sécrétions. La salive, la bile, les urines seront modifiées dans leur composition, au point même que leur réaction pourra être renversée. Ces changements seront cause de la carie dentaire, de troubles digestifs divers (dyspepsies acides, pyrosis, etc.) ; et si ces liquides excrémentitiels ou récrémentitiels sont sursaturés de principes cristallisables ou terreux, ils déposeront dans les réservoirs ou dans les conduits qu'ils parcourent de véritables tophus, de tous points comparables aux tophus articulaires. Ainsi seront constituées les diverses lithiases salivaire, biliaire, rénale.

La peau et les muqueuses sont deux grandes voies
d'élimination des déchets azotés ; elles se suppléent
d'ordinaire ; mais si, dans un cas donné, elles ne se
suppléent pas et si l'organisme a choisi l'une d'elles
ou une partie de l'une ou de l'autre pour cette élimination (transpiration de la tête, sueur des pieds, etc.),
la suppression de cette transpiration générale ou
locale pourra conduire à la consomption arthritique
ou scrofuleuse.

Nous pourrions citer bien des exemples, mais
nous n'en rappellerons que deux des plus curieux :
l'un que nous avons observé, il y a dix ans, avec
notre maître le docteur Fabre ; c'était un cas de
rhinorrhée acide se produisant tous les trois mois
avec la plus grande régularité et durant, chaque fois,
trois jours ; une impression de froid supprima brusquement cet écoulement et produisit la mort par uricémie.

L'autre est celui d'un malade qui vient de suc-
comber, il y a quelques semaines, emporté par la
consomption arthritique et qui, depuis douze ans,
vomissait, tous les 15 jours, de deux à cinq litres de
mucus transparent et tellement acide que les dents
en restaient agacées et dépolies pendant 48 heures.

On pourrait citer beaucoup d'observation où l'organisme avait choisi la voie bronchique ou intestinale pour se débarrasser de ses excès d'urates.

Lorsque les déchets s'accumulent dans le sang, on
ne tarde pas à voir apparaître des éruptions cutanées
ou muqueuses, tantôt des furoncles, des anthrax,
tantôt de véritables arthritides ou scrofulides, dont
le produit de sécrétion contient aussi de l'acide
urique et des urates.

La composition chimique de ce produit donne une base scientifique à la classification des dermatoses qui supprime la dartre et rend compte du prurit constant qui résulte, dans les arthritides, du contact de l'acide urique avec la papille cutanée ou muqueuse.

Ces éruptions sont si bien des voies ouvertes à l'élimination de substances nocives que l'on voit souvent la suppression brusque des formes aiguës : eczéma, prurigo, urticaire, produire, par répercussion, des fluxions viscérales plus ou moins graves.

De même, avons-nous vu la grippe, affection essentiellement arthritique, se changer, une fois, en entérite rhumatismale, deux fois, en rhumatisme articulaire, et, une fois, en rhumatisme musculaire. On verra aussi se produire et persister parfois avec opiniâtreté, tantôt des dyspepsies arthritiques, des entérorrhées acides, tantôt des manifestations bronchiques, laryngo-trachéite spasmodique, asthme, catarrhe herpétique, emphysème pulmonaire, etc..., que nous regardons comme autant de manifestations arthritiques.

Si l'empoisonnement se prolonge, on verra se produire l'insomnie, un sentiment de malaise général, de courbature, des névralgies, des douleurs musculaires ou articulaires. Un jour viendra peut-être où le microscope montrera que ces douleurs sont dues à la concrétion ou à la cristallisation d'un composé azoté dans le muscle, le nerf, ou les ligaments, etc.

Ce composé azoté, sorte de *tophus interstitiel*, qui produirait la névralgie, la myalgie, l'arthralgie rhumatismales, doit différer de celui qui produit la courbature de fatigue. Celui-ci, qui est de l'acide sarcolactique, disparaît, en effet, par le repos, tandis que l'autre disparaît surtout par le mouvement.

C'est encore un produit azoté altéré qui remplit les chondroplastes et leur fait prendre la forme sphérique dans l'arthrite rhumatismale. Suivant son abondance et sa composition, on verra apparaître toutes les formes de l'arthrite, voire même la tumeur blanche, par la simple substitution de la dégénérescence granulo-graisseuse à la dégénérescence granulo-protéique. Il suffit, pour cela, que le trouble trophique soit arrivé au degré voulu, chez le sujet.

Lorsque ce trouble trophique augmente, il porte de bonne heure sur la fibre musculaire qui perd la suractivité qu'elle avait dans la première période de l'arthritis. Le cœur, *ce petit et courageux organe*, est le premier atteint ; son trouble se traduit tout d'abord par des palpitations, des arrêts, de l'asystolie que l'on met longtemps sur le compte du système nerveux à cause de leur irrégularité et de leur peu de durée ; les attribuant ainsi aux cardiopathies *réflexes* ou *toxiques*, dont nous avons parlé (qui appartiennent à des périodes moins avancées du trouble trophique), tandis que ces signes nous ont paru, au contraire, avoir une très-grande gravité quand on les observe chez des sujets arrivés à la période des manifestations viscérales de l'arthritis parce qu'ils marquent alors réellement le début d'une lésion organique. Aussi, dans ce cas, avec le temps et sous l'influence de ce qu'on pourrait appeler une *myocardite arthritique chronique*, voit-on cet organe perdre de son énergie fonctionnelle et passer, parfois avec une lenteur extrême, sans douleur, sans signes stéthoscopiques bien manifestes, par les phases successives qui caractérisent le cœur faible, mou, dilaté, graisseux, et la mort pourra se produire, alors, sous l'influence des plus légéres causes ; la moindre maladie pourra devenir mortelle.

Les artères en même temps, perdent de leur élasticité ; leur tunique moyenne s'épaissit ; les fibres cellules dont elle est composée subissent la dégénérescence amyloïde, athéromatheuse et calcaire.

C'est Andral et Lobstein qui ont signalé les premiers la corrélation qui existe entre la goutte et l'athérôme artériel. Ces diverses dégénérescences sont, croyons-nous, des degrés seulement d'un même trouble trophique.

Il est bien démontré, en effet, aujourd'hui, par les travaux de Wollaston, de Robin, de Schmidt, de Virchow, de Rouget, de Balbiani, etc., que la matière de la dégénérescence dite amyloïde, formée par les corpuscules de Valentin, est bien réellement azotée et qu'elle ne serait, d'après les travaux de Dickinson, que de la fibrine désalcalinisée.

Cette altération de la tunique moyenne précède probablement toujours les deux autres ; elle paralyse les artères et rétrécit leur calibre. Il en résulte des troubles circulatoires circonscrits, de l'ischémie et des perturbations osmotiques qui précipiteront les troubles trophiques, en les localisant. L'athérome, surtout l'athérome capillaire, qu'il affecte la peau ou les viscéres, conduit au ramollissement, à l'ulcération ou à la gangrène, tout comme l'irritation ou l'inflammation chronique conduisent à la sclérose ; et suivant l'organe qui sera atteint, il en résultera des troubles fonctionnels ou trophiques d'une importance variable et dont la paralysie générale, pour citer un exemple.

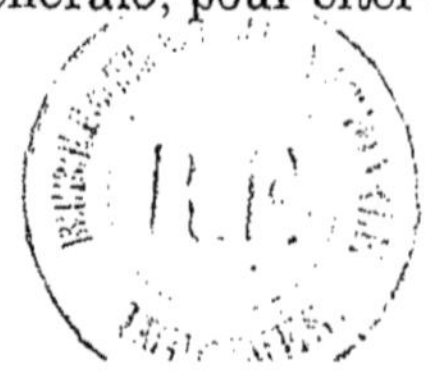

peut nous offrir les modalités les plus nombreuses
et parfois les plus variées.

D'après Long Fox, qui a fait d'importantes recherches sur cette affection, l'apport insuffisant du liquide
sanguin serait capable, à lui seul, de produire la maladie. Il va même jusqu'à admettre comme cause suffi-
sante l'anémie mécanique qui résulte d'une hypéresthésie du système vaso-moteur : « cette hypéresthésie,
d'après cet auteur, occasionne, sous les influences les
plus faibles, la dilatation et la constriction alternatives
des vaisseaux, et ces personnes pâlissent et rougissent
avec une grande facilité. L'anémie persistante qui résulte de ces troubles circulatoires entrave la nutrition
et produit les lésions terminales et irrémédiables. »

C'est peut-être aller un peu loin et prendre un effet
pour la cause. Nous préférons voir dans ce spasme
vasculaire , comme dans l'hypertrophie cardiaque
des paralytiques, au début, une des manifestations de
la première période de l'arthritis, dont nous avons
parlé, et qui, dans ce cas, ajoute au trouble trophique
un trouble mécanique qui l'aggrave.

Si l'ischémie du cerveau pouvait suffire à produire
la paralysie générale, tous les malades dont la circulation encéphalique est gênée devraient être des paralytiques, ce qui n'est pas.

Nous ne contestons pas la grande influence que peut
avoir la circulation sur le cerveau, les faits bien
constatés de folie cardiaque en sont la preuve (on
voudra bien ne pas oublier, cependant, que les cardiaques sont des arthritiques et que leur sang, par
conséquent, contient trop d'acide urique — condition
qui favorise la folie toxique) ; mais nous hésitons à
admettre que le spasme vasculaire puisse, *à lui seul*,
produire des lésions de texture.

Il se produit surtout, ce spasme, chez les femmes névrosiques, hystériques, etc. Or, rien n'est moins prouvé que leur prédisposition à la paralysie générale ou à la folie, *lorsqu'aucune autre cause n'intervient*. Le spasme vasculaire se produit aussi dans l'excès de travail cérébral, dans les excès vénériens, etc. Mais nous croyons alors qu'il faut recourir à une autre explication que celle de l'ischémie pour arriver à la paralysie générale ou à la folie ; le myélencéphale, en effet, est soumis à la loi commune qui veut que tout organe qui est à l'état de suractivité fonctionnelle ne se nourrisse pas ou ne se nourrisse que très-imparfaitement. Il en résulte, pour lui, l'usure de sa matière glycéro-phosphorée, le renouvellement imparfait de ses principes azotés et l'encombrement de ses éléments cellulaires par des matières dites *ponogènes*, des déchets de fatigue qui, pendant un temps parfois fort long, pourront ne troubler que les fonctions du cerveau, sans altérer profondément sa structure.

Nous avons trois observations qui ont été, pour nous, fort instructives et nous ont conduit à cette interprétation :

La première est celle d'un homme de 67 ans, arthritique, atteint, depuis quelques mois, de paralysie agitante. Il présente, un jour, tous les symptômes de la paralysie glosso-labio-pharyngée, qui persistèrent pendant trois semaines, avec une intensité croissante. Nous considérions le malade comme irrévocablement perdu, lorsque nous vîmes avec surprise l'état s'amender très-rapidement sous l'influence de l'acide phosphorique.

Un second malade, arthritique, âgé de 84 ans,

littérateur fort distingué, veut entreprendre un long
ot dernier travail. Dès les premiers jours il est arrêté
par l'épuisement de son cerveau qui a perdu la faculté
d'association et même la mémoire des mots. L'acide
phosphorique lui rendit, en très peu de temps, toute
son énergie intellectuelle et le travail fut terminé.

Mais le fait le plus surprenant, nous l'avons
observé avec le docteur Magail. C'est celui d'un
vieillard de 82 ans, fortement constitué et non
moins fortement arthritique. Il dirigeait avec intelligence une exploitation de grande importance. Un
jour, ses facultés commencent à baisser, et elles
baissent avec une rapidité telle que, dans quelques
semaines, le malade perd presque l'usage de la parole, il marche avec difficulté et ne peut même pas
se servir de ses mains pour manger. On le conduit
à Montpellier où il reçoit pendant deux mois les
soins éclairés de deux professeurs des plus justement estimés. Leur pronostic fut absolument déses-
péré. Avec le docteur Magail nous nous conformâ-
mes au diagnostic et au pronostic porté par nos
deux maîtres. Toutefois nous prescrivîmes, mais
sans aucun espoir, l'acide phosphorique associé au
sulfate de strychnine de Burggraeve. Dans moins
d'un mois le malade reprit l'usage de la parole et
retrouva ses jambes. Quatre mois après, il était
encore à la tête de ses affaires et n'a succombé que
trois ans après, à une apoplexie cérébrale. Chose
remarquable et absolument démonstrative en faveur
de la médication c'est que, pendant cette période de
trois années, toute suspension des remèdes pendant
48 heures était suivie d'un abaissement des facultés
cérébrales.

Nous croyons donc que, dans les trois observations que nous venons de citer, toute la lésion consistait bien moins dans un spasme vasculaire, dans une lésion de texture, que dans un épuisement de la matière glycéro-phosphorée du cerveau et que les lésions de structure ne seraient venues que plus tard. Ces lésions de structure consisteront dans du ramollissement, de la dégénérescence graisseuse s'il y a dégénérescence amyloïde, athéromateuse ou calcaire des artères, et dans de la sclérose, c'est-à-dire dans le remplacement des éléments nobles par les éléments inférieurs, s'il y a des phénomènes d'irritation ou de sub-inflammation de la substance nerveuse. Or, ces deux états sont manifestement liés à l'arthritis. C'est donc encore la lésion hépatique qui, par l'altération qu'elle exerce sur le sang ou les vaisseaux, produit la paralysie générale, la sclérose cérébrale, la folie *par lésions irrémédiables du cerveau.*

Lorsqu'un vaisseau est dégénéré on conçoit avec quelle facilité se produiront, sous l'influence de causes qu'il est aisé de prévoir, les diverses variétés d'anévrysmes : sacciforme, fusiforme, miliaire, les apoplexies, etc. On comprend avec quelle facilité le dépoli de l'endothélium artériel pourra retenir et coaguler la fibrine pour former des caillots. C'est la théorie française des embolies, vraie assurément, au moins dans la plupart des cas.

Le rétrécissement de l'artère pulmonaire, que l'on dit fréquent chez les arthritiques, entrave l'hématose, dilate le cœur droit et prépare efficacement la cachexie cardiaque.

La présence de corpuscules amyloïdes ou grais-

seux dans les viscéres, foie, prostate, cerveau, glan-
dules sous-muqueux , cristallin, etc., etc., entraîne
l'abolition de leurs fonctions. C'est ainsi, pour ne
citer que quelques exemples , qu'on les voit très
abondants dans le cerveau des idiots et des épi-
leptiques ; dans les cordons postérieurs chez les
ataxiques, dans les cordons antérieurs ou l'axe gris,
dans la paralysie infantile, dans le cristallin chez
les cataractés, etc., etc.

Si à ce trouble trophique s'ajoutent des phénomé-
nes irritatifs qu'un sang altéré peut aisément produire
dans les organes qu'il imprègne, on verra apparaître
dans ces viscères les dégénérescences scléreuses qui,
de même qne le ramollissement, produiront, suivant
l'organe affecté, un trouble dans une fonction de
relation ou de nutrition. C'est ainsi que la sclérose
des cordons latéraux produira l'amyotrophie, celle
d'un autre point produira l'aphasie, celle d'un autre
encore produira une trophonévrose quelconque.

Ainsi, dans le sang, le cœur, les artéres, les arti-
culations et les viscères, les dégénérescences s'en-
chaînent et se succèdent ; mais c'est toujours une
altération dans la qualité ou la quantité du composé
azoté qui marque la lésion initiale ; cette lésion une
fois produite, la physiologie pathologique, c'est-à-
dire la *nécrobiose* commence. — Au changement de
composition correspond un changement de structure
qui aboutira, lorsque les conditions seront réunies,
à la production de tous les états morbides généraux,
aussi bien que de toutes les dégénérescences dites
homœomorphes ou hétéromorphes, susceptibles de
s'étendre par catalyse ou par prolifération ou de se
généraliser par transport des germes, soit cellulaires, soit microbiques.

Peut-être, probablement même, le microscope découvrira un jour un microbe dans chacune de ces dégénérescences locales : cancer, cancroïde, loupe, lipôme, impétigo, ecthyma, furoncle, abcès, kyste de l'ovaire, etc., dont l'évolution rappelle par tant de côtés ce que nous savons de la physiologie et des mœurs de ces germes invisibles.

Cette interprétation, qui nous paraît la plus vraisemblable, restreindra singulièrement le champ des diathèses ; toutefois, si nous pensons que l'on doive accorder une très large place au microbe qui sera la *cause* de ces dégénérescences, on ne doit pas compter pour rien le macrobe qui le porte et qui est la *condition* de son développement. Car, pour être dans le vrai, il faut, dans ce problème comme dans tous les autres, conserver sa valeur, sa part d'influence à chacun des termes qui interviennent. Ainsi, par exemple, si l'on observe fréquemment le tubercule et le cancer dans la même famille et parfois sur le même sujet, cela tient à ce que leurs microbes exigent, sans doute, des terrains très analogues.

Une preuve expérimentale de la subordination de ces dégénérescences locales à un trouble trophique général, c'est leur absence constatée chez les animaux ou l'homme même qui suivent les lois de la vie et leur production facile par la contradiction à ces lois.

Enfin, lorsque le sang est altéré et que les parois des conduits ou réservoirs naturels sont malades d'une certaine manière, on peut voir se développer dans leur cavité (bouche, intestin, vessie, utérus, etc.) des substances particulièrement toxiques, connues sous le nom de *ptomaines* depuis les travaux

de Selmi et de A. Gautier. — Ces corps (microbes,
microzymas ou simplement alcaloïdes cadavériques)
pourront, on le conçoit, aggraver la maladie qui
les a fait naître, et cela de plusieurs façons (tym-
panite, asystolie, hypothermie, etc.) ou produire
des morts promptes, que la désignation très vague
d'accès pernicieux ne suffit pas à expliquer.

Telles sont les considérations qui nous ont paru
justifier cette vue générale de la pathologie à
laquelle il ne nous appartient pas de donner le
nom de synthèse.

Étant admis, d'après nous, que la congestion
chronique du foie est tantôt la *cause* et tantôt la
condition de toute maladie, il importerait de dire
s'il existe un rapport constant entre l'état de ce
viscère et l'état diathésique qui fait les prédispositions morbides. — Ce rapport n'est pas douteux
et nous avons fait observer, d'une manière générale,
que l'augmentation maximum du volume du foie
correspond au rhumatisme, à la goutte, à la lithiase,
au diabète et que sa réduction se fait pendant la
période consomptive de ces divers états. Ajoutons
que *on meurt de consomption arthritique tout
comme on meurt de consomption scrofuleuse*,
mais que, si le malade ne succombe pas par le fait
de la dénutrition protéique, après avoir passé par
une phase d'amaigrissement extrême, il sera susceptible de devenir phosphaturique et lui-même ou
ses descendants seront scrofuleux ou tuberculeux.

On découvrira, avec plus de détails, les rapports
qui existent entre l'hypertrophie congestive et les
manifestations morbides générales si l'on veut bien

tenir compte des effets variables que la congestion chronique produit dans le foie lui-même — Tantôt, en effet, la congestion du système Porte se borne à produire des phénomènes de pléthore abdominale ; tantôt elle provoque de l'hypersécrétion biliaire avec rétention partielle, soit que les conduits excréteurs soient rétrécis par de l'œdème sous-muqueux ou qu'ils soient obstrués par de petits calculs ; tantôt elle fait affluer dans les cellules hépatiques une sorte d'exsudat séreux qui augmente et altère leur protoplasma ; enfin, lorsque la congestion aura éveillé dans le tissu cellulaire périvasculaire un certain degré d'irritation ou de sub-inflammation, c'est dans ce tissu que se fera l'exsudat séreux ou plastique.

En s'associant dans des proportions variables ces diverses altérations seront, on le conçoit, susceptibles de produire des effets très différents. Ainsi : tandis que la pléthore abdominale produira une variété d'anémie en entravant l'absorption intestinale par la voie veineuse ; tandis que l'hypercholie avec rétention biliaire produira ces ictères chroniques qui, en fluidifiant l'hémoglobine, altèrent, avec plus ou moins de lenteur, les propriétés du globule rouge et disposent aux hémorrhagies ; tandis que l'irritation ou la sub-inflammation du tissu cellulaire périvasculaire prépare la cirrhose, on verra constamment l'augmentation et l'altération du protoplasma des cellules hépatiques produire l'arthritis, l'albuminurie, le diabète, la scrofule. — Des recherches ultérieures pourront dire de quelle nature est l'altération correspondante à chacun de ces états diathésiques.

Pendant une période fort longue d'ordinaire, ces divers états du foie sont susceptibles de guérison, aussi importe-t-il de les reconnaître et de les combattre avant qu'ils aient produit des lésions graves du sang ou des tissus.

Cette manière d'interpréter la médecine nous paraît avoir deux avantages d'une portée réelle, le premier est de pouvoir, en se guidant sur l'enchaînement et la procession successive des états morbides, annoncer, à peu près à coup sûr, l'avenir pathologique réservé à chaque individu. Il faut que, dès l'apparition des premiers signes de congestion chronique du foie, le médecin puisse dire à son malade : « Si vous ne faites rien, dans trois ans vous serez rhumatisant, dans dix ans vous serez goutteux, diabétique, calculeux ou cataracté. Si vous ne faites rien, vos artères deviendront malades et à 60 ans vous serez ramolli ou apoplectique. Si vous ne faites rien, vos enfants auront des convulsions, seront scrofuleux ou tuberculeux. » Le second avantage est de pouvoir indiquer une thérapeutique large comprenant :

1° L'hygiène, c'est-à-dire l'observation des lois de la nature, des lois de la vie, afin de *prévenir* la congestion chronique du foie ;

2° Le traitement direct de la congestion, lorsqu'elle s'est produite, afin de *prévenir* les manifestations secondaires ;

3° Lorsque des altérations fonctionnelles ou de structure seront survenues, le traitement décongestionnant du foie fait concurremment avec celui de ces manifestations.

A coup sûr, le mal prévu ne sera pas toujours empêché; la santé a, en effet, contre elle une vie sociale *contre nature*; il faut vivre dans des villes *surhabitées* où l'enfant, après avoir souffert pendant le nourrissage, souffre encore davantage pendant la jeunesse. Cette période qui, pour le développement et la formation organique, réclame tant d'air, de soleil et de mouvement, il la passe assis onze ou douze heures par jour sur les bancs du collége, sous l'œil d'un maître qui lui impose l'immobilité du corps et l'attention de l'esprit; immobilité qui excite le sens génital en même temps qu'elle empêche la sanguification de se faire, attention qui épuise prématurément son cerveau par un travail hors de proportion avec son énergie fonctionnelle.

Après le collége, le jeune homme cherche dans une vie inutile, lorsqu'elle n'est pas dépravée, un soulagement et une détente, résultat presque obligé du vice d'une telle éducation. Alors commence la lutte pour l'existence, lutte ardente, fébrile et trop souvent sans grandeur, parce que, dans une société encombrée, à cause de son ardeur même, l'effort, au lieu de servir à l'épanouissement des facultés hautes, directrices et généreuses, excite, au contraire, l'ambition, l'envie, quand ce n'est pas la haine.

On pourrait donc dire, sans exagération, que, si cette civilisation ne *déprave* pas l'homme, à coup sûr elle l'amoindrit ; donc elle est fausse.

Voilà dans quelles conditions on devient père de famille.

Jusqu'à présent la détérioration de la santé était un peu corrigée par la femme, qui apportait dans le mariage une vie moins usée ; mais le résultat obtenu chez l'homme a été jugé *si bon* qu'on s'applique aujourd'hui à préparer une génération de femmes expertes à disserter sur Hérodote ou Epictète !!! et qui perdront dans cette vie trop cérébrale la santé qui leur reste encore.

Une telle mesure, si elle se généralise, produira des effets *désastreux*, nous ne craignons pas de le dire ; elle fera « ce peuple d'avortons qu'attend l'orthopédie. »

Il n'est point d'éleveur, en effet, qui ne sache que, si, d'une manière générale, dans les accouplements, le mâle race davantage, c'est-à-dire, s'il donne *les qualités*, c'est la femelle qui donne surtout le *substratum, le fonds vital*.

Pour suffire à la déperdition excessive de force qu'exige cet état social défectueux et faire face à la fois au travail et au plaisir, on recherche une alimentation impropre pour l'organisme et des boissons malfaisantes, qui, toutes, tendent à faire prévaloir les nerfs sur le sang et les muscles. Or, c'est avec un sang fort qu'on bâtit des races fortes. Enfin, tout semble si bien conspirer pour rendre l'homme malade, qu'il n'est pas même jusqu'aux fêtes intimes qui ne se résument, en fin de compte, en un somptueux festin, d'ordinaire véritable empoisonnement *par ignorance*, où l'art suprême consiste à mélanger les vins et à tromper l'estomac en l'excitant. Après quoi on peut s'attendre à 24 heures, au moins, de dyspepsie, de flatulence, lourdeur de tête, etc.

On le voit, rien de plus difficile que de *défendre* sa santé contre les empiétements de nos mœurs, de nos usages, de notre civilisation. Si l'on veut bien résister, cependant, et la sauver, il faut, tout d'abord, changer la division du temps dans les colléges et accorder une beaucoup plus large place aux exercices physiques, en tête desquels nous plaçons les longues promenades et la natation.

Il faut préférer la colline pour les excursions parce que l'effort y est plus grand, le mouvement plus varié et l'air plus pur. Les plantes aromatiques y produisent un état électrique de l'oxygène qui augmente les phénomènes vitaux.

La natation, le bain de mer surtout, fortifie, donne du courage, en même temps qu'une joie expansive.

Le soleil réchauffe et vivifie et son rayonnement fait le rayonnement de l'âme.

Il importe donc de révéler de bonne heure la Nature à l'enfant, et la lui faire aimer, si l'on veut dissiper les fermentations putrides physiques et morales que produit, d'ordinaire, la vie renfermée.

Cette vie plus au grand air, plus extérieure, plus expansive favorisera le développement parallèle de tous les organes, et le cerveau lui-même, loin d'être négligé dans cette éducation nouvelle, deviendra plus fécond parce qu'il sera plus fort.

L'enfant ainsi formé à une vie indépendante et virile, devenu homme, travaillera utilement ; il s'expatriera facilement ; il sera, à la fois, *producteur* et *reproducteur*, car ce sont là les deux caractéristiques de la force d'un individu et l'expression réelle de sa vitalité. De même dans une société, *rien ne remplace la vie ;* elle est la force et la force ordonnée devient la puissance. Tels sont les résultats acquis depuis longtemps déjà en Angleterre et en Allemagne où l'on parle moins d'instruction, où cependant on la répand davantage, tout en tenant le plus grand compte de la formation physique ; aussi chez ces peuples, où l'homme solidement constitué ne capitule pas devant les charges d'une famille nombreuse, on ne songe même pas à donner dix francs par enfant ou à dégrever d'un vingtième les impôts des familles nombreuses, *pour arrêter la dépopulation ! ! !*

L'alimentation devra aussi être bien surveillée si l'on veut empêcher la congestion chronique du foie de se produire.

Il faut, dans notre région tempérée, et, à plus forte raison dans les régions plus chaudes, réduire au minimum les corps gras, les huiles, le beurre; éviter les sauces, les plats composés, les pâtes feuilletées ; mais ce qui est particulièrement mauvais, ce sont les aliments trop sucrés et les boissons fermentées lorsque leur quantité dépasse certaines limites.

L'alimentation est d'autant plus saine qu'elle est plus simple : les viandes bouillies ou rôties, blanches ou rouges, les œufs, le pain, les légumes frais ou secs, les fruits, le lait, le vin rouge, le café, le thé, le chocolat, voilà les vrais, les seuls aliments utiles. Les autres ne doivent être pris que par exception ou pas du tout.

Lorsque la congestion se sera produite on suivra un régime rigoureux; on écartera, dans la mesure du possible, les influences psychiques dépressives et on multipliera les longues promenades dans la colline afin d'activer la circulation Porte et de provoquer la sudation par l'exercice.

Cependant l'hygiène alors ne suffira plus; on devra s'aider de la thérapeutique. Nous n'avons pas l'intention de réveiller ici les discussions ardentes que les diverses méthodes ont suscitées parce qu'en toute chose les luttes passionnées obscurcissent la vérité, empêchent de vouloir le bien et le progrès *sous quelque forme que se soit* et ne profitent qu'aux partis. Mais nous dirons simplement que si l'on veut bien se dépouiller de toute idée préconçue et de tout sentiment pressenti, la méthode dosimétrique de Burggraeve apparaîtra comme un progrès fécond au double point de vue de la thérapeutique et de la matière médicale. Il est bien certain, en effet, que dans le problème à résoudre au lit du malade, le médecin allopathe se trouve en présence de *trois inconnues :* le malade, la maladie, le remède. — La dosimétrie supprime absolument cette dernière inconnue; avec elle le remède devient un agent chimiquement pur représentant le minimum de la matière et le maximum de la force et permettant ainsi d'influencer le dynamisme vital avec une précision mathématique, en introduisant dans les éléments cellulaires des substances parfaitement assimilables et destinées à faire prévaloir la physiologie normale sur la physiologie pathologique. C'est là, bien évidemment, la meilleure et même l'unique façon de triompher de la maladie. Aussi, cette méthode, dont la supériorité, à ce point de vue, n'est pas discutable, sera-t-elle mieux que tout autre, appliquée au traitement décongestionnant du foie, cependant, comme malgré nos préférences, nous ne voulons point faire œuvre de

parti, nous indiquerons en même temps des médicaments allopathiques et dosimétriques, en signalant
toutefois la supériorité de ces derniers et en établis-
sant, que les meilleurs des médicaments allopathiques seront *très avantageusement* remplacés *dans
tous les cas* par leurs équivalents dosimétriques,

Les altérations produites dans le parenchyme
hépatique par la congestion chronique (stase veineuse, engorgement biliaire, exsudat) se trouvant
presque toujours associées dans une certaine mesure,
la médication devra peu varier. Dans les trois cas, les
purgations seront *indispensables* et, à cet effet, les
deux préparations qui, à moins d'indications spéciales, nous ont paru le mieux réussir sont : le lavage
intestinal fait tous les matins, *et pendant longtemps*,
à l'aide du Sedlitz-Chanteaud, ou une eau minérale
magnésienne et des granules de jalapine et de podo-
phyllin pris une ou deux fois par semaine.

On pourra employer aussi la poudre composée de
magnésie, bicarbonate de soude et rhubarbe à la
dose d'une cuillerée à café en commençant les repas
du matin et de midi et remplacée une fois par semaine
par une prise de jalap, scammonée et rhubarbe— ou
tout autre préparation équivalente : Leroy, sirop de
Pagliano, pilules de Morisson etc., etc. Le médecin
et le malade auront tout profit à substituer à ces préparations grossières et infidèles les alcaloïdes qui
leur correspondent afin d'éviter leurs dangers et de
conserver tous leurs avantages ;

Dans les trois cas aussi les vomitifs, composés
d'ipéca et de tartre stibié, seront d'une grande utilité.

Un moyen qui réussit parfois excellemment dans
l'engorgement biliaire avec irritation du parenchy-

me hépatique produisant de la fièvre, des vomissements, des vertiges, etc., c'est la macération d'ipéca
prise de la façon suivante : dix à vingt grammes
d'ipéca concassé, en macération toute la nuit dans
un verre d'eau ; on boit cette macération le matin ;
on remplace l'eau, qui sera prise le lendemain matin,
et l'on fait ainsi, suivant les effets produits, trois,
quatre ou cinq macérations, avec la même racine
d'ipéca. — On se félicitera de remplacer ce breuvage
désagréable par des granules d'émétine à dose élevée
et fractionnée.

Les alcalins produiront de bons effets et devront
être pris, suivant le cas, à des doses variables. La
strychnine, la brucine produiront des effets vaso-
constrictifs et un certain degré de resserrement de
la rate. Le quinquina agira dans le même sens, mais
à un degré moindre.

Les acides végétaux, les amers, seront utiles
quand prédominera l'engorgement biliaire ; la quassine et le boldo surtout feront couler la bile vers
l'intestin.

Lorsqu'il y a stase veineuse, avec irritation du
parenchyme hépatique, quelques sangsues au fonde-
ment, de larges révulsions cutanées, dans les cas
aigus ; la suppression absolue du vin et des boissons
fermentées, et la diète lactée, dans les cas chroniques, produiront parfois des effets merveilleux. On
se trouvera bien aussi des frictions à l'eau très chaude
sur tout le corps, suivies de frictions à l'essence de
térébenthine ou à la teinture de lavande.

Lorsque l'hypertrophie congestive sera indolente
ou lorsque la douleur aura cédé, l'hydrothérapie
froide remplacera avec avantage les frictions à l'eau

chaude et son action décongestionnante et résolutive sera admirablement secondée par de faibles doses d'iodure de potassium associé au bromure d'ammonium, etc.

Contre la lithiase on emploiera les benzoates de soude ou de lithine, l'huile de Harlem, etc., on conçoit que nous ne faisons ici qu'un bien court exposé. Cependant nous ne pouvons omettre de faire remarquer que les purgations quotidiennes, ou à peu près, seront indispensables dans ce cas , mais comme en faisant cheminer les graviers dans les conduits biliaires, elles exaspéreront les douleurs, il faudra, pour leur emploi prolongé, une persévérance énergique au malade qui voudra guérir.

Concurremment avec cette médication *de fonds*, on poursuivra le traitement des symptômes et des lésions dérivés primitivement ou secondairement de la congestion ou de la lithiase hépatique, en observant que, un trouble fonctionnel étant toujours d'origine réflexe, toxique ou organique, on *guérira* le premier en supprimant la cause de l'arc réflexe ; on *guérira* le second en éliminant le poison , on *attaquera* le troisième par les moyens que l'expérience aura justifiés. Mais on voudra bien ne pas perdre de vue que dans toute médication rationnelle, il y a moins lieu de se préoccuper des manifestations locales que de la cause qui les produit. Ainsi, par exemple, si l'aconitine, la vératrine et la colchicine associées réussissent dans certaines formes de rhumatisme ; si le salicylate de soude convient à d'autres formes ; si l'arséniate de strychnine amende le diabète ; si la poudre de Dower triomphe de la

plupart des dyssenteries ; si l'iodoforme et l'hydro-
ferro-cyanate de quinine calment la coqueluche ;
si l'élixir de Green retarde ou supprime parfois
certains accès d'asthme ; si le chloral prévient
l'éclampsie puerpérale, de même que les bromures
d'ammonium et de potassium empêchent l'attaque
d'épilepsie réflexe ou toxique ; si l'acide phosphorique
et la strychnine régénèrent la matière glycéro-phosphorée du myélencéphale, etc., etc., il est bien positif
que cette thérapeutique des effets et des symptômes,
quelqu'appropriée qu'elle soit, *tient uniquement
en échec des manifestations morbides mais ne
guérit pas la prédisposition et la tendance.* —
Aussi, après *la maladie qui*, d'après nous, *est pour
l'état diathésique une crise salutaire ou fatale,*
la fabrication des matières nocives continue-t-elle
pour préparer une nouvelle expression morbide
semblable ou non à la première. — L'empoisonnement, par exemple, qui, à vingt ans, produisait la
migraine , la courbature, etc., etc., à ciquante ans,
en s'aggravant, pourra produire le rhumatisme, le
diabète, la cataracte, l'athérome, la dégénérescence
graisseuse des capillaires, etc., etc., ou bien encore
l'uricémie qui pendant longtemps aura fatigué et
irrité le rein par l'élimination constante d'une urine
trop acide, pourra conduire à l'albuminurie ; si le
cerveau, le cœur, le poumon ont été les organes de
moindre résistance, après une période plus ou moins
longue de trouble fonctionnel, d'ataxie, de folie, due
uniquement à l'imprégnation de leur tissu par un
sang surchargé d'acide urique ou d'urates, on pourra
voir apparaître, sous des formes aiguës ou chroniques, toutes les lésions de texture : pneumonie,

myocardite, méningo-encéphalite, catarrhe, emphysème, etc, et, en fin de compte, la sclérose ou le ramo-
lissement. La sclérose résultant directement de l'irritation cellulaire avec prolifération, le ramollissement
résultant de la dégénérescence athéromateuse des
vaisseaux, or l'irritation cellulaire aussi bien que
l'athérome sont des effets d'un trouble de nutrition
protéique, d'une altération de la matière protoplasmique qui constitue la lésion élémentaire de l'arthritis. C'est ainsi qu'une maladie de cœur, par exemple,
—longtemps fonctionnelle—devient *fatalement* organique si, au lieu de *supprimer la cause* qui l'entre-
tient, c'est-à-dire l'altération du sang, on se borne à
conjurer les symptômes par l'aconit, la digitale, le
bromure de potassium et surtout le repos, si conseillé
en pareil cas, et qui favorise uniquement l'uricémie
en empêchant l'élimination des déchets protéiques
insuffisamment solubles et en augmentant leur production. — Cette loi n'a pas d'exception. Que la
maladie soit due à une pullulation microbique ou
à des influences de milieu, *c'est toujours un état
diathésique qui la rend possible.*

Il en est ainsi quelle que soit l'opinion que l'on
adopte sur l'origine des microbes, qu'on les fasse
venir du dehors (ce qui n'est pas douteux dans bien
de cas) ou, à plus forte raison, qu'on les regarde
comme des formes accidentelles de la matière vivante
déviée de la nutrition normale (ce qui sera démontré
dans beaucoup d'autres cas).

Cette opinion, qui est celle de Turpin, Frémy,
Béchamp, Lewis et de bien d'autres savants observateurs, doit nous arrêter quelques instants vu les
tendances opposées, et à notre avis trop exclusives,

qui prévalent aujourd'hui. « Pourquoi donc, dit
Léon Marchand, s'obstiner à vouloir que ces bactériens soient les causes de nos maladies ? Quand on
les abandonne à eux-mêmes et qu'on ne force pas
leurs instincts, ne semblent-ils pas aussi inoffensifs
que possible ? En effet, il n'est personne, s'il faut en
croire Robin et bien d'autres savants, qui n'ait la
bouche, l'estomac et les voies digestives remplis de
millions de ces *Leptothrix*, ces générateurs de la
Bactéridie du charbon, le terrible *bacillus anthra-
cis*, dont on nous a dit qu'un seul suffisait pour
donner la pustule maligne, le sang de rate, la fièvre
charbonneuse, toutes maladies mortelles. Il n'est
personne, d'autre part, qui n'ingurgite, et par mil-
liers encore, tous les types de bactériens à chacun
de ses repas ; enfin, c'est par centaines de mille que
l'on s'introduit dans les fosses nasales et dans les
poumons ces microbes de toutes sortes, spores de
diphthérie, de muguet, de teigne, de rogne , de
morve et de farcin, de charbon, sans doute encore de
fièvre puerpérale, de septicémie et de putréfaction,
tous si malfaisants que, suivant leurs défenseurs, un
seul peut nous détruire en quelques heures, bêtes et
gens. Comment se fait-il qu'il y ait encore des
vivants à la surface de notre planète ? Ces microphy-
tes ne seraient-ils dangereux que dans certaines
circonstances de milieu, ou bien même, au lieu
d'être cause du mal, n'en seraient-ils que les effets ?»
Certains faits semblent déjà le prouver; ainsi on a
trouvé *pendant l'acccès* de fièvre imtermittente un
spirillum spécial dans le sang du malade ; ce microbe disparaît quelques moments après l'accès —
c'est-à-dire que le milieu étant moins favorable

dans l'intervalle des accès, il se détruit ou se divise en spores — ce qui ne se produit chez ces êtres que quand leur vie est difficile.

Malgré le zèle ardent et au dessus de tout éloge déployé par chacun de ses membres, la mission Pasteur n'a pas abouti; or son insuccès nous paraît dû précisément à cette usurpation de prééminence du microbe sur le macrobe. — Nous ne contestons pas qu'il y ait peut-être un microbe du choléra, mais ce qu'on ne saurait nier c'est que si sur cent personnes vivant dans des conditions identiques de nutrition, d'aération, etc., une seule contracte la maladie ; si les chiens d'Alexandrie nourris avec des viscères de cholériques ne se sont jamais mieux portés qu'alors — si nous avons sans succès injecté, depuis près d'un mois, dans les ovaires, dans l'utérus et dans le sang de quatre lapins des bactéries du kyste de l'ovaire — que nous avons découvertes avec notre ami M. Taxis — c'est que ces êtres, de même espèce ou d'espèces différentes, ont dans la constitution de leur protoplasma, c'est-à-dire dans leur vie propre, les conditions qui leur confèrent l'immunité. — D'ailleurs, dans les épidémies cholériques de 1865 et de 1866 nous n'avons vu mourir aucun animal.

Citons encore un exemple. — On a prétendu qu'il existait un microbe de la coqueluche — nous ne nions pas l'existence du microbe mais nous doutons qu'il soit cause de la coqueluche — La clinique, en effet, nous conduit à attribuer à cette affection une origine arthrique. — Un premier fait de transformation de la coqueluche en méningite rhumatismale, terminée par la guérison, avait fortifié nos présomptions à cet égard, tout en laissant cependant subsister encore quelques doutes, car, on aurait pu objecter qu'il s'agissait non pas d'une coqueluche mais bien d'une variété de phréno-glottisme due à la lésion méningée.

Un second fait récent a entraîné notre conviction : c'est celui d'un enfant de cinq ans, notre petit neveu, — coqueluche grave arrivée à la période catarrhale depuis plus d'un mois, apparition d'une pleuro-pneumonie rhumatismale et cessation brusque des quintes de coqueluche. Trois jours après, tous les signes thoraciques disparaissent et sont remplacés par une myalgie rhumatismale du bras droit et de l'épaule. Après onze jours, le rhumatisme muscu-laire cesse *et la coqueluche reparaît !*

A mesure que progressera la détérioration de l'espèce humaine, la manière de souffrir et de mourir de la matière vivante deviendra plus complexe et nous verrons apparaître des maladies nouvelles ; chacune de ces maladies pourra avoir sa bactérie ou son bacille — susceptible peut-être d'être cultivé et même inoculé — sans qu'il soit nécessaire de voir dans ces micro-organismes autre chose que des formes accidentelles d'un protoplasma pathologique.

Cette matière hémi-organisée étant altérée dans sa composition chimique devra aboutir à des formes nouvelles douées de propriétés spéciales.

Nous sommes conduits à cette assertion par ce que nous avons *vu* dans le laboratoire de M. Alexandre Taxis. Notre savant ami nous a montré, en effet, avec quelle facilité il pouvait obtenir, à son gré, dans ses belles cultures de lichens, tantôt des proliférations cellulaires , tantôt des bactéries *intra-cellulaires*, et cela *en modifiant seulement certaines conditions de milieu.*

Concluons donc que c'est bien et uniquement dans un état pathologique du protoplasma que réside toute aptitude morbide, et que cette altération est tantôt la cause et tantôt la condition de toute maladie. S'il importe donc, malgré nos faibles ressources, de travailler à diriger et à combattre la maladie, il est plus important encore, je dirai plus nécessaire de la prévenir en tarissant la source du poison organique. Ce poison organique, imprégnant tous les tissus, produit la dystrophie constitutionnelle, la misère physiologique dont le résultat sera, suivant les cas :

1° L'altération de la matière protoplasmique et sa transformation en cellules anormales;

2° L'altération de la matière protoplasmique et sa transformation en bactéries;

3° L'altération de la matière protoplasmique offrant un terrain de germination et de pullulation aux microbes venus du dehors.

Pour corriger des désordres si profonds et si complexes il faut, à la fois, saturer l'organisme par ce qu'en dosimétrie on appelle, avec raison, des agents d'assolement. Ces agents seront tantôt l'acide phénique, le soufre, le mercure, etc., qui empêchent les pullulations microbiques, tantôt les arséniates, les phosphates, les sels de fer, de soude, de potasse, etc., qui offrent au protoplasma les matériaux qui lui manquent. Mais il faut bien se persuader que l'assimilation de ces dernières substances ne sera possible que si on ramène à un fonctionnement plus normal le foie qui est spécialement chargé de la formation de la matière vivante et en cela nous sommes positivement puissants, au moins dans la plupart des cas. A cet effet, on devra agir simultanément par l'hygiène, les purgations et les alcaloïdes tantôt cholagogues (émétine, quassine, boldoïne, etc., etc.), tantôt décongestionnants du foie (strychnine, quinine, brucine, etc., etc.), dont les effets seront secondés par les eaux alcalines et complétés par les agents résolutifs (iodure de potassium, bromure d'ammonium, benzoate ou carbonate de lithine, huile de Harlem, sudation, hydrothérapie, etc.)

Si la fièvre s'allume, comme il importe au plus haut degré que dans la lutte contre le mal l'organisme *reste calme afin d'être fort,* on la combattra directement par les alcaloïdes défervescents (aconitine, digitaline, vératrine, quinine, etc.) — C'est ainsi que l'on préviendra souvent la bronchite, la pneumonie, l'entérite, la méningite, etc., etc., qui dévastent certaines familles ; ainsi, que l'on guérira la folie, l'épilepsie, l'hystérie réflexes ou toxiques, et toutes les affections de même ordre ; ainsi, que l'on pourra amender d'ordinaire et guérir quelquefois l'albuminurie, la goutte, le rhumatisme, le diabète, la scrofule, en un mot, tous les états diathésiques qui, tous, consistent élémentairement dans un trouble de nutrition.

PUBLICATIONS PÉRIODIQUES

Gazette hebdomadaire des sciences médicales de Montpellier.
Directeur de la rédaction, docteur U. COSTE, la *Gazette hebdomadaire*, paraît tous les samedis, dans le format in-4°.

> Prix de l'Abonnement : pour la France. . . . . . **15** francs.
> — Union postale.. . . . . **16** —
> — pour l'étranger. . . . . **17** —

La France médicale, paraissant le mardi, le jeudi et le samedi.
Rédacteur en chef, le docteur E. BOTTENTUIT.

> Abonnements : pour la France. . . . . **15** francs.
> — Union postale. . . . . **18** —
> — pour l'étranger. . . . . **20** —

La Thérapeutique contemporaine médicale et chirurgicale,
journal hebdomadaire, paraissant tous les mercredis. Rédacteur en
chef : le docteur V. AUDHOUI. La France, 12 fr. — Union postale,
14 fr. — Étranger, 16 fr.

Le Progrès médical, journal de médecine, de chirurgie et de phar-
macie. Rédacteur en chef : le docteur BOURNEVILLE. Paraissant le
samedi par cahier de 24 pages in-4° compact, sur deux colonnes, avec
de nombreuses figures dans le texte.

> Prix de l'abonnement : pour la France . . . . **20** francs.
> — Union postale.. . . . . **21** —

L'Odontologie, revue de thérapeutique, de chirurgie et de prothèse
dentaire. Recueil mensuel, publié sous la direction du Dr AUBEAU.
Prix de l'Abonnement : Pour la France, 8 fr. — Union postale, 10 fr.

Revue des sciences naturelles, fondée à Montpellier par M. E.
DUBREUIL ; publiée sous la direction de MM. FLABAULT, E. PLANCHON,
P. DE ROUVILLE, A. SABATIER. 3ᵉ série, tome II. — La *Revue des
sciences naturelles* paraît tous les trois mois par cahiers d'environ
100 pages, avec figures dans le texte et planches. La France, 20 fr. —
Étranger, 23 fr. — Pays d'outre-mer 30 fr.

Revue médico-photographique des hôpitaux de Paris, fondée
et publiée sous le patronage de l'administration de l'Assistance publi-
que, par le docteur de MOTMEJA.

L'Union médicale, journal des intérêts scientifiques et pratiques,
moraux et professionnels du corps médical, paraît trois fois par
semaine. L'*Union médicale,* un des journaux les plus répandus en
France et à l'Étranger, est à la fois un journal et un livre : un journal,
par la rapidité et l'actualité de ses publications ; un livre, par l'importance et la valeur de ses travaux, qui ont pour auteurs le plus grand
nombre des célébrités médicales contemporaines. Prix de l'abonnement : pour Paris et les départements, 1 an, 32 fr. ; 6 mois, 17 fr. et
3 mois, 9 fr. ; pour l'étranger le port en sus.

Marseille. — Typ. et Lith. Barlatier-Feissat Père et Fils, rue Venture, 19.

www.ingramcontent.com/pod-product-compliance
Ingram Content Group UK Ltd.
Pitfield, Milton Keynes, MK11 3LW, UK
UKHW021231140726
13695UKWH00002B/892